中国肾脏疾病科学报告

（第2版）

主 编 赵明辉 张路霞

科 学 出 版 社

北 京

内 容 简 介

本书是我国全国性肾脏疾病大数据分析报告的第 2 版，主要依托"中国肾脏疾病数据网络（CK-NET）"的多中心合作平台和数据资源，由国内顶尖的肾脏疾病研究领域临床专家、公共卫生专家和统计学家共同编写。本版报告是基于 2016 年多源多维度卫生信息资源（包括医疗监管数据、基本医疗保险数据、商业保险数据、透析登记数据等），采用大量统计分析图表直观展示了我国慢性肾脏病和接受透析治疗的终末期肾脏病的患病特征、医疗资源利用、治疗转归等情况，对我国肾脏疾病现状进行了全面的阐释与解读。该报告对我国肾脏病学界的学科建设、制订合理的人群防治策略、控制医疗支出的增长、培养大数据跨界复合型人才、充分发挥数据科学与临床医学多学科优势资源具有重要的战略意义。

本书可供肾脏疾病相关领域的临床医护人员、疾病防控人员、健康医疗大数据相关工作人员以及国家卫生管理部门借鉴使用。

图书在版编目（CIP）数据

中国肾脏疾病科学报告 / 赵明辉，张路霞主编 . —2 版 . — 北京：科学出版社，2021.5
ISBN 978-7-03-068666-4

Ⅰ．中… Ⅱ．①赵… ②张… Ⅲ．肾疾病—疾病学—研究报告—中国 Ⅳ．R692

中国版本图书馆 CIP 数据核字（2021）第 075122 号

责任编辑：肖 芳 徐卓立 / 责任校对：张 娟
责任印制：李 彤 / 封面设计：吴朝洪

科 学 出 版 社 出版
北京东黄城根北街 16 号
邮政编码：100717
http://www.sciencep.com

北京虎彩文化传播有限公司印刷

科学出版社发行 各地新华书店经销

*

2021 年 5 月第 一 版 开本：720×1000 1/16
2022 年 7 月第二次印刷 印张：9 3/4
字数：145 000

定价：98.00 元
（如有印装质量问题，我社负责调换）

《中国肾脏疾病科学报告（第2版）》编委会

主　编　赵明辉　张路霞

副主编　左　力　王　悦　于　峰　张　宏　王海波

本书编写组暨中国肾脏疾病数据网络工作委员会（按姓氏汉语拼音排序）

包晨露（浙江省北大信息技术高等研究院）
陈　睿（北京大学第一医院）
陈江华（浙江大学医学院附属第一医院）
楚　红（北京大学第一医院）
邓心未（北京大学第一医院）
甘蓝霞（标普医学信息研究中心）
高碧霞（北京大学第一医院）
何代钧（北京大学第一医院）
江一方（北京大学第一医院）
李鹏飞（浙江省北大信息技术高等研究院）
刘　健（新疆医科大学第一附属医院）
刘丽丽（北京大学第一医院）
龙健颜（中山大学附属第一医院）
孟若谷（北京大学健康医疗大数据国家研究院）
史　赢（标普医学信息研究中心）
苏在明（北京大学健康医疗大数据国家研究院）
孙　晶（山东省立医院）
孙小宇（北京大学健康医疗大数据国家研究院）
孙颖平（新疆医科大学第一附属医院）
唐　雯（北京大学第三医院）
王　芳（北京大学第一医院）
王　荣（山东省立医院）
王　松（北京大学第三医院）
王　悦（北京大学第三医院）
王福琳（北京大学医学部医学技术研究院）
王海波（北京大学健康医疗大数据国家研究院）
王怀玉（北京大学健康医疗大数据国家研究院）
王晋伟（北京大学第一医院）
杨　超（北京大学第一医院）
杨　莉（北京大学第一医院）

杨　羽（北京大学健康医疗大数据国家研究院）
姚　曦（浙江大学医学院附属第一医院）
于　峰（北京大学第一医院，北京大学国际医院）
张　宏（北京大学第一医院）
张　萍（浙江大学医学院附属第一医院）
张东亮（北京大学国际医院）
张路霞（北京大学第一医院，北京大学健康医疗大数据国家研究院，浙江省北
　　　　大信息技术高等研究院）
赵明辉（北京大学第一医院，北大－清华生命科学联合中心）
赵新菊（北京大学人民医院）
郑力仁（北京大学国际医院）
周稚烨（标普医学信息研究中心）
左　力（北京大学人民医院）

编写秘书　杨　超

中国肾脏疾病数据网络——执行委员会

荣誉主席　詹启敏
主　　席　赵明辉
执行主席　张路霞
副 主 席　左　力　王　悦　于　峰　丁　洁　王海波

中国肾脏疾病数据网络——国内学术委员会

主　　席　陈江华
委　　员　（按姓氏汉语拼音排序）
陈孟华　付　平　李德天　李贵森　李绍梅　梁馨苓　廖蕴华　林洪丽
刘　健　刘章锁　马迎春　毛永辉　孙鲁英　王　荣　王彩丽　王伟铭
王文科　王小琴　邢昌赢　熊祖应　徐旭东　许冬梅　杨向东　杨晓萍
易　凡　查　艳　张　春　张爱华　赵景宏　赵一鸣　周巧玲

中国肾脏疾病数据网络——国际学术委员会（按姓氏首字母排序）

Joseph Coresh　　Harold Feldman　　David Jayne　　Vivekanand Jha　　Andrew Levey
Adeera Levin　　Vlado Perkovic　　Pierre Ronco　　Rajiv Saran　　Sydney Tang

中国肾脏疾病数据网络——技术方法咨询委员会

Jennifer Bragg-Gresham　　邓志鸿　　Kevin He　　孔桂兰　　谢大伟　　周晓华

第 2 版序

近年来，随着糖尿病、高血压等代谢相关疾病发病率的上升，我国慢性肾脏病的患病率和死亡率呈明显上升趋势，对人民的健康构成了重大威胁。当前，我国慢性病防治体系在对若干重大慢性病的防治上效果显著，但是我国尚未建立起慢性肾脏病的防治体系，未能及时有效对患者进行规范化管理和干预，导致终末期肾脏病患者数量明显上升，消耗大量医疗卫生资源。如果能将慢性肾脏病纳入慢性病防治体系，并加强基层肾脏病专科建设，将有助于推动慢性肾脏病的分级诊疗，保障患者的医疗需求。

当前，我国慢性肾脏病的防控工作仍然面临诸多挑战，包括早期知晓率低、就诊率低，患者长期预后较差、治疗费用高，以及基层肾脏病防治队伍的技术水平和诊疗能力有待提高等。因此，预防和早期筛查是从根源上减少慢性肾脏病发生和发展的关键。建立慢性肾脏病防治体系，将慢性肾脏病防治的重心下沉、关口前移，对减少肾脏疾病危害和减轻医疗负担具有至关重要的作用，并能助力实现《"健康中国 2030"规划纲要》的战略目标。

中国肾脏疾病数据网络（China Kidney Disease Network，CK-NET）自建立以来，一直秉承"打造国内领先、国际一流的肾脏专科重大慢病大数据协作网络"的建设宗旨，持续为我国肾脏疾病领域提供了非常有价值的"中国数据"，已成为我国慢性肾脏病防治体系建设过程中的重要一环。如今是 CK-NET 年度科学报告的第三次发表，在肾脏病学、公共卫生和数据科学等不同学科领域专家和工作人员的共同努力下，今年的报告内容和数据更加充实、丰满，逐渐成为全面了解我国肾脏疾病的流行特征和发病趋势的"大数据"宝库。与此同时，CK-NET 团队在跨学科交叉合作中的探索与实践，打造了可落地、可复制的大数据应用模式，不仅为我国肾脏疾病的前沿创新研究积累了宝贵经验，也为肾脏疾病的卫生管理决策提供了大量人群层面研究证据。

作为中华医学会肾脏病学分会的主任委员，我非常欣喜地看到 CK-NET 为我国肾脏病防治所做出的贡献，更为其背后团队数十年如一日的耕耘付出感到骄傲和自豪。慢性肾脏病的防治体系建设是一项长期的系统性工程，任重而道远。"路漫漫其修远兮，吾将上下而求索"，相信在每一位肾脏病专业工作者和全社会的共同努力下，我国的慢性肾脏病防治事业必将迎来新局面！

陈江华

中华医学会肾脏病学分会主任委员

浙江大学医学院附属第一医院肾脏病中心主任

2020 年 11 月

第1版序一

随着新的信息技术发展和普及，全球范围内产生了大量的数据，呈现了爆发式的增长。健康医疗大数据是国家重要的基础性战略资源，也是医疗卫生领域中的宝贵财富。2016年6月，国务院办公厅印发了《关于促进和规范健康医疗大数据应用发展的指导意见》，部署通过"互联网＋健康医疗"探索服务新模式、培育发展新业态，推进政产学研用联合的协同创新，突出健康医疗数据的重点领域和关键环节，努力建设人民满意的医疗卫生事业，为打造"健康中国"提供有力支撑。之后，中央和地方政府相应出台了一系列政策，旨在促进大数据在医疗领域的共享与应用。健康医疗大数据的发展已真正进入了黄金时期，这也是我国健康事业发展的最佳历史机遇期。

今天人们对健康的关注已经扩展到全方位、全生命周期，过去单纯以疾病诊疗为中心、寻医问药的医疗模式已经不能满足当前老百姓对于大健康和全生命周期的关注，仅仅在单个疾病领域的埋头钻研也已经不能满足日新月异的医学的发展。无论是在国家层面制订疾病预防等战略和政策，还是在医院层面由临床医生制订相应的诊疗方案，健康医疗大数据都能够提供很好的支撑和帮助。在我们解决复杂健康问题、推动医学事业向前发展的过程中，需要充分发挥数据科学、信息科学、生命科学、临床医学、公共卫生、药学等多学科的资源与优势。

北京大学作为我国最优秀的大学之一，一直承担着人才培养、知识创新、科技创新、社会服务、国际交往和文化传承的重要任务。而且，北京大学在健康医疗大数据领域具有强大的优势，一方面拥有全国顶尖的临床医疗体系与优质的医疗数据资源；另一方面还具有与大数据直接相关的数据科学、信息技术以及法律、伦理和人文等学科优势。2018年4月28日，在国家卫生健康委员会的指导下，北京大学和中国卫生信息与健康医疗大数据学会共同建立北京大学健康医疗大数据国家研究院（简称"国家研究院"），其发展定位是以我国丰富的健康医疗数据资源为基础，以北京大学综合优势为依托，以助力"健康中国"

建设为发展方向，发挥国家高端智库功能，目前正在积极推动和多个地方政府、企业、高校的实质性合作。

中国肾脏疾病数据网络（China Kidney Disease Network，CK-NET）的建设和中国肾脏疾病年度科学报告的编写工作，是在国家研究院整体规划和北大医学发展战略推动下的具体落地工作之一。2017 年 12 月，北京大学医学部正式批准成立北京大学医学部肾脏疾病大数据研究中心，由北京大学肾脏病学系和北京大学健康医疗大数据研究中心共同建设、实体化支撑 CK-NET 相关工作的开展。CK-NET 每年持续产出中国肾脏疾病年度科学报告，将基于若干国家级大型数据库、全面描述我国肾脏疾病的流行特征及发病趋势，为我国肾脏疾病的防治及管理策略的制订提供翔实的数据支持。

在健康医疗大数据已经成为行业发展热点的大环境下，面对大数据和人工智能的这波新热潮，我们最需要做的是审时度势和冷静思考：如何利用这些前沿的技术和方法为健康医疗领域带来切实的改变、为人民谋求更多的健康福祉。关于此，CK-NET 及团队成员已经做出了创新性的实践，可供业界参考。

中国工程院院士

北京大学党委常委、常务副校长

医学部主任、深圳研究生院院长

2019 年 1 月

第1版序二

"十年磨一剑"——中国肾脏疾病数据网络

中国肾脏疾病数据网络（China Kidney Disease Network，CK-NET）的构想，由已故的北京大学第一医院肾内科王海燕教授于 2014 年提出，并且在发展健康医疗大数据已成为国家战略的大环境下，CK-NET 正快速且深入发展。目前，我国尚缺乏完善的全国性肾脏疾病监测体系，CK-NET 为我国肾脏疾病领域提供了许多有价值的信息和宝贵的基础数据。

我国人口众多、幅员辽阔，对现有数据库进行快速而有效的整合和挖掘，可能是改善肾脏疾病管理的一个很有前景的方式。CK-NET 所建立的卓越模式，也为其他疾病领域的研究树立了典范。

CK-NET 的建立是长期准备和不懈努力后的结果。自从 2002 年慢性肾脏病（chronic kidney disease，CKD）的概念诞生以来，CKD 的流行病学研究迅速成为全球范围内肾脏疾病研究的新热点。我很荣幸地有机会见证王海燕教授领导的团队在过去十年中所做的重要工作和努力。从 2004 年北京市石景山地区的调查，到 2012 年全国多中心的横断面研究，再到 2014 年大规模人群队列的建立，CK-NET 为了解我国 CKD 疾病负担提供了非常珍贵的数据，而这些数据对于发展中国家来说是极其有限而且无价的。随着近些年大数据的发展，新的方法和技术为 CKD 人群层面上的研究带来了新的契机。在这个大背景下，赵明辉教授和张路霞教授引领 CK-NET 团队做了许多开创性的工作，比如创建了一支包含肾脏病临床专家、流行病学专家和统计学专家的团队，建立了数据整合和共享的平台等，以上都极大促进了大数据在肾脏疾病领域的应用。

肾脏疾病年度科学报告（annual data report，ADR）是 CK-NET 的主要产品之一。CK-NET 的第 1 部 ADR 已于 2017 年发表，主要描述了我国 CKD 住院患者的基本情况。更加令人激动的是，2018 年 ADR 纳入了更多关于透析患者的数据。CK-NET ADR 是给予中国和世界其他国家的礼物，其允许我们在有限的资源条件下、全面了解我国肾脏疾病的患病特征和趋势。

作为中华医学会肾脏病学分会的前任主任委员，我坚信CK-NET的建立是一项伟大的举措，将为肾脏疾病的管理和防控带来里程碑式的贡献，今后ADR将会为肾脏病学家和卫生政策制订者提供有关中国肾脏疾病现状的新见解。正如古诗所云，"十年磨一剑"，以大数据为载体的CK-NET正在前人打下的坚实基础上飞速发展。

中华医学会肾脏病学分会前任主任委员

广东省人民医院（广东省医学科学院）院长、党委副书记

2019年1月

第 2 版前言

随着工业化、城镇化、人口老龄化进程加快，我国居民的预期寿命、生活方式和疾病谱也在不断发生变化。在 2016 年 8 月召开的全国卫生与健康大会上，习近平总书记就强调"没有全民健康，就没有全面小康"，提出要加快推进健康中国建设，努力全方位、全周期保障人民健康；同年 10 月，中共中央、国务院印发《"健康中国 2030"规划纲要》，提出"普及健康生活、优化健康服务、完善健康保障、建设健康环境、发展健康产业"五个方面的战略任务；党的十九大报告更是将实施健康中国战略纳入国家发展的基本方略。当前，我国卫生健康事业已获得长足发展，但仍然面临若干严峻挑战：我国在卫生和健康领域投入相对不足，而且医疗卫生服务体系、医疗保障体系与日益增长的公众健康需求尚存在一定差距，这无疑是健康中国建设进程中应当克服的障碍。

世界范围内，重大慢性非传染性疾病的构成在发生变化，尤其是慢性肾脏病呈现了快速上升的趋势，从而引起了各国政府的广泛关注，不断出台相关政策和增加资源投入、提升管理力度；我国居民死亡原因分析也显示了慢性肾脏病所占构成比的上升。而且，我国肾脏疾病的管理现状与发达国家差距较大，在慢性肾脏病的防控与诊疗方面存在着巨大的供需不平衡；庞大的肾脏疾病患者群的医疗需求会发生负面溢出效应，消耗其他专科医疗资源，势必给国家医疗卫生体系造成沉重压力。但是，既往我国缺乏关于慢性肾脏病对医疗卫生体系影响的宏观定量评估，不仅无法判断慢性肾脏病防控作为政策目标的优先度，也难以提出循证的肾脏疾病防控策略、为医疗资源精准分配与建设提供依据。

在医疗领域，随着各种慢性病管理及日常医疗服务的平台，如医院信息管理系统、电子病历系统和数字医学影像系统等的建设和完善，医疗健康相关领域的数据正以指数级别增长，形成了具有重要价值的健康医疗大数据。在此背景下，医学领域传统的决策变成或正在变成基于数据分析的决策，相关研究逐渐向大数据驱动的研究范式转变。尽管当前我国卫生信息资源多以满足基本业务需求为主，尚存在信息资源应用单一、信息孤岛现象突出等若干问题与挑战；

但这些丰富的数据资源中仍然蕴含重要信息、具有较大延展价值。在我国尚缺乏完善的肾脏疾病监测体系，以及缺少大规模、高质量人群研究的情境下，如能将大数据"可转变用途性"的国际前沿理念应用于卫生信息系统，实现支撑科学管理决策的作用，必然可以为明确我国肾脏病的疾病负担和流行特征、优化医疗资源配置提供科学准确的政策建议与管理措施。

中国肾脏疾病数据网络（China Kidney Disease Network，CK-NET）在此背景下应运而生。经过前期全国多中心横断面调查的经验积累，北京大学第一医院肾内科逐步建立了较为成熟的肾脏病流行病学研究团队。在科技部"十二五"和"十三五"科技支撑计划支持下，又在国内率先启动了两个大型前瞻性队列研究：中国慢性肾脏病患者多中心前瞻性队列（C-STRIDE）和糖尿病肾病发生、发展及预后研究（INDEED），并建立了覆盖全国 60 余家大型肾脏疾病诊疗中心的合作网络。此外，围绕"挖掘慢性肾脏病宏观表征、为卫生管理决策提供依据"这一科学问题，CK-NET 团队针对性整合了肾脏领域的多源多维度数据，建立了打破"信息孤岛"的资源利用模式。当前，CK-NET 由北京大学医学部肾脏疾病大数据研究中心建设、浙江省北大信息技术高等研究院智慧医疗中心提供技术支持。

中国肾脏疾病科学报告是 CK-NET 的主要学术产出之一。在中国 - 世界卫生组织双年合作项目的支持下，首个报告于 2017 年在 *American Journal of Kidney Diseases* 全文发表。随着数据来源进一步拓展，以及本研究团队的不断壮大、成熟，第二部报告于 2019 年 2 月在国际肾脏病学会官方杂志 *Kidney International* 和 *Kidney International Supplements* 发表，这部报告包括慢性肾脏病和终末期肾脏病两大部分，共 13 个章节。2020 年的 CK-NET 报告在既往基础上不仅增加了全国尺度上慢性肾脏病患者的跨地域就诊模式分析，也更为详细展示我国若干省份透析患者的疾病特征，以及儿童和青少年透析患者现状；同时在最后一章介绍了我们在肾脏疾病研究数据标准制订与数据质量评估方面所做的初步探索性工作，以期能推动肾脏疾病领域的数据共享和整合利用、提升数据的质量与价值。总之，该年度报告所涵盖的数据量更大、内容更丰富，是在大数据时代下肾脏领域和相关不同领域专家、团队跨学科交叉合作的产物。在这里要衷心感谢为此报告付出辛勤汗水的每一位编者、咨询专家和志愿者，也要感谢科学出版社的持续支持和编辑老师的辛苦付出，我们衷心希望这种创新性的合作模式能够为肾脏疾病领域的研究带来更多新的启示。

在健康中国建设的战略背景下，我国慢性肾脏病防治体系建设是一项长期而复杂的工程。2020 年 9 月 11 日，习近平总书记在主持召开科学家座谈会时强调的"坚持面向世界科技前沿、面向经济主战场、面向国家重大需求、面向人民生命健康"，为促进我国创新驱动发展、加快科技创新步伐指明了重要方向。如何立足于肾脏疾病领域的国家重大需求，将前沿的概念和技术在医疗领域真正落地，尚需更多的思考与实践。未来 CK-NET 将会继续拓展数据来源、提升技术力量，持续为我国肾脏疾病研究提供有价值的数据和证据，不断推动我国慢性肾脏病防治事业走向新的发展阶段。

张路霞　赵明辉

2020 年 11 月

第 1 版前言

随着在全球范围内对数据资源的认识和重视程度提高，各国政府、学界和产业界对"大数据"给予了广泛关注、倾注了诸多热情，并进行了大量投入。其实，在诸多行业的发展历程中，数据的力量始终贯穿其中，医学也不例外。在医学发展的早期阶段，来自于个体医生或有限数量医生临床实践经验的总结构成了医学知识体系的重要组分。随着 20 世纪 90 年代"循证医学"概念的产生和兴起，在个体医生和患者意愿的基础上，更加强调"目前可获得的最佳证据"。而"证据"的本质就是对于严格设计与实施的研究获得证据的分析、解读与总结；数据的质与量及数据研究的方法显然比"经验医学"更加科学和深入。进入 21 世纪以来，随着医疗行为的数字化、医疗数据量的剧增，以及人类储存和分析数据能力的长足进展，数据资源在健康医疗领域的应用将面临一个飞跃，其对于医疗行业的影响甚至可能超出我们的想象。顺应这一发展趋势，我国政府也给予健康医疗大数据充分的重视；在 2016 年国务院办公厅发布的《关于促进和规范健康医疗大数据应用发展的指导意见》（国办发〔2016〕47 号），开篇即指出"健康医疗大数据是国家重要的基础性战略资源"。

与其他医学专科相比，肾病学专业是"数据资源"相对匮乏的专科。形成此困境的原因是多方面的，包括以往缺乏可用于大人群研究的肾脏疾病定义、研究资金支持力度不足等。过去 10 余年间，世界范围内的人群研究数据揭示了肾脏疾病的高患病率、高致残率和低知晓率；来自我国为数不多的数据也显示了类似的结果。但是了解疾病负担仅是第一步，如何有效开展疾病防治、制订合理的公共卫生对策则更为重要，也需要更多的优质数据资源来提供证据。

早在 2014 年，在积累了一定的肾脏疾病人群研究经验后，北京大学第一医院肾内科王海燕教授就提出了在我国建设"肾脏疾病数据共享平台"的构想，经反复斟酌后定名为"中国肾脏疾病数据网络"（China Kidney Disease Network，CK-NET）。契合我国肾脏病学科的切实需求，CK-NET 将为中国肾脏疾病提供重要的基础数据作为第一要务；随着我国健康医疗大数据战略的推进，这一目标在近年具有了可行性。2017年，依托CK-NET框架、基于两个全国性数据库，在世界卫生组织、国家卫生和计划生育委员会的支持下，我们发布了首部中国肾脏病蓝皮书，即首个CK-NET年度科学报告；该年度科学报告全文发表在国际肾脏疾病领域知名杂志 *American Journal of Kidney Diseases*。2018年，随着数据来源的进一步拓展、政府相关部门和北京大学支持力度的增加，以及研究团队的壮大和成熟，本年度的科学报告在广度和深度上均有显著提升，为中国的慢性肾脏病和终末期肾脏病提供了大量翔实的数据，填补了诸多证据的空白，能够给对肾脏疾病感兴趣的各行各业提供参考。并且，在科学出版社的支持下本年度的科学报告中文版有幸能够以书籍的形式出版，相信势必能够吸引更多的中国读者来了解我国肾脏疾病的基础数据。

　　诚然，作为长期从事肾脏疾病流行病学研究的团队，我们也在思考关于大数据质量和可靠性的问题。与在严格研究环境中产生的数据不同，CK-NET年度科学报告使用的数据库多为医疗相关行为产生的真实世界数据，存在有错误数据的可能性。但是，基于如下思考，我们对于类似数据的应用充满信心：首先，由于数据收集的目的和方式不同，每个数据库具有各自的特点；在使用数据时，要充分了解这些特点，"扬长避短"地进行使用。例如，尽管有不完美之处，基本医疗保险抽样数据库对于费用和医疗支出明细的记录准确性是高的。此外，如果能够结合若干不同特点的数据库描述同一疾病的不同方面，也能够达到取长补短、相对准确描述该疾病的效果。其次，真实世界的数据对于反映真实的诊疗现状独具优势，能够为寻找质量改进的薄弱点提供证据；而这一点是研究产生的数据无法比拟的。最后，一些重要的科学问题，比如我国慢性肾脏病的疾病谱，如果用流行病学调查来研究需要庞大的人力和财力投入，在我国现有的情况下仍存在困难。充分利用已有的真实世界大数据，则成为成本-效益比极高的选择。因此，对于基于大数据的医学研究，不应简单跟风，也不能简单地用"garbage in，garbage out"予以批判；而应该结合待回答的科学问题、所用数据库的特点，以及专科需求的迫切性综合判断。

　　未来，CK-NET将会继续拓展数据来源，定期推出年度科学报告，持续为中国的肾脏疾病提供具有科学和应用价值的基础数据，以期为疾病防治和政策制订提供翔实证据。此外，CK-NET的整体宗旨为"契合国家健康医疗大数据发展战略，借力国家级数据平台、整合多源肾脏疾病相关数据，与健康医疗大数据领域前沿技术深度融合，为肾脏疾病各个层面的决策提供依据，推动我国肾脏疾病的有效防治，加速肾脏疾病领域的深入研究，培养肾脏疾病大数据跨界复合型人才，打造国内领先、国际一流的专科重大慢病大数据研究中心"。在该宗旨指导下，CK-NET 将在推进健康医疗大数据在临床应用的道路上进行新的探索，以期最终达到有效控制肾脏疾病负担、改善患者预后的目的，并推动该领域良性健康发展、形成其他专科可复制的模式。

值此年度科学报告完稿之际，衷心感谢世界卫生组织、国家卫生健康委员会、中国医疗保险研究会、中国人体器官分配与共享计算机系统，以及北京大学和北京大学医学部的大力支持，感谢 CK-NET 各个咨询委员会专家的宝贵建议，感谢诸位编委和志愿者的辛勤付出。

我们秉持北京大学第一医院肾内科"民主、求是、奉献、创新"的精神为读者呈现出本年度 CK-NET 科学报告，希望大家读有所感、读有获益。最后，以王海燕教授一直对我们要求的"路漫漫其修远兮，吾将上下而求索"与各位同道共勉。

张路霞　赵明辉

2019 年 1 月

致　谢

　　感谢国家卫生健康委员会、中华人民共和国科学技术部、国家自然科学基金委员会、北京市科学技术委员会、中国医疗保险研究会、中国人体器官分配与共享计算机系统、北京大学和标普医学信息研究中心对本项工作的大力支持与帮助！感谢CK-NET合作单位、团队成员和志愿者的辛勤付出与努力！感谢为CK-NET贡献重要数据的每一名参与者！

目　录

引　言

在过去 10 余年间，慢性肾脏病（chronic kidney disease，CKD）因为其高患病率、高致残率、高医疗花费、低知晓率"三高一低"的特征，已成为全球危害人类健康的重要公共卫生问题[1]。CKD 与其他常见的重大慢性疾病，包括心脑血管疾病、糖尿病等，也存在复杂的交互作用[1]。根据全球疾病负担研究的最新预测：2016 ～ 2040 年，在全球导致过早死亡的病因排序中，CKD 将从第 16 位跃升至第 5 位[2]。CKD 患者的肾功能进行性下降，进入到终末期肾脏病（end stage kidney disease，ESKD）后，需要进行昂贵的肾脏替代治疗来维持生命。我国是世界上人口最多的发展中国家，并且我国正在面临日益增长的 CKD 疾病负担[3]。但是，我国当前缺乏完善的全国性肾脏疾病监测体系，在肾脏疾病的诊疗方面也面临若干严峻挑战，比如专科建设不均衡、诊疗异质性大、不同地区的诊疗水平和资源配备差异明显等[3,4]。

肾脏领域上述未被满足的研究需求，给大数据和前沿技术留下了巨大的发挥空间，也为研究我国 CKD 疾病负担提供了独特的机遇[5,6]。中国肾脏疾病数据网络（China Kidney Disease Network，CK-NET），由北京大学第一医院肾内科王海燕教授于 2014 年发起成立，在发展健康医疗大数据已成为国家战略的大环境下，CK-NET 为如何从临床专科的实际需求出发、挖掘数据价值提供了思路和实例[7]。当前 CK-NET 由北京大学医学部肾脏疾病大数据研究中心建设，浙江省北大信息技术高等研究院智慧医疗中心提供技术支持，已经搭建了涉及全国 60 余个大型肾脏疾病诊疗中心和若干区域健康医疗数据平台的合作网络。目前 CK-NET 拥有或被授权使用的肾脏相关数据涵盖了超过千万人群的、不同来源的若干大型数据库，包括国家监管性数据、公共卫生信息平台数据、医疗保险数据、区域医疗数据中心数据、流行病学研究和临床数据等，成为国内最丰富、最优质的肾脏疾病数据中心，并且数据来源和类型还在日益扩大。CK-NET 的官方网站是 http://www.chinakidney.net。

一、肾脏疾病年度科学报告内容说明

肾脏疾病年度科学报告（annual data report，ADR）是 CK-NET 的主要产出之一。2017 年 6 月，第 1 部 ADR 就我国透析前慢性肾脏病患者的疾病谱、危险因素和治疗现状等展开了深入分析，整个报告包括 11 个章节，全文发表在 *American Journal of Kidney Diseases* 的增刊[7]。美国疾病预防控制中心肾脏疾病监测系统负责人、密歇根大学 Rajiv Saran 教授在当期撰写的题为 "The China Kidney Disease Network: Big Data-Big Dreams"（中国肾脏疾病数据网络：大数据，大梦想）的述评中评价："The CK-NET 2014 annual data report will undoubtedly serve as an important benchmark for kidney disease surveillance in China（毫无疑问，该 CK-NET 2014 年度数据报告是中国肾脏疾病监测的重要里程碑）"[8]。2019 年 3 月，第 2 部 ADR 的执行摘要和全文分别发表在 *Kidney International* 和 *Kidney International Supplements*[9,10]。该报告纳入了关于我国透析患者疾病负担和流行特征的分析结果，并且扩充了某些章节如心脑血管疾病章节的内容，为了解我国 CKD 和 ESKD 的现状提供了更多有价值的信息。

本次报告是 CK-NET 发表的第 3 部报告。随着研究队伍的壮大和数据来源的扩充，本年度报告内容得以进一步丰富：在第 1 章中，我们从全国尺度上分析了 CKD 患者的跨区域就诊模式和特征；在第 12 章中，对来自山东、浙江和新疆三个省份透析质控中心的数据进行了汇总，以更为详细地展示我国不同区域的透析患者疾病特征；在第 2 部分，城镇职工和居民基本医疗保险参保者中小于 18 岁的透析患者也被纳入了本次分析，以了解儿童和青少年透析患者的现状，为制订相应防治策略提供依据；同时，在最后一章中总结了我们在肾脏疾病领域中数据标准制订与数据质量评估的探索性研究进展，希望能为大数据在肾脏专科的规范应用与共享提供科学依据与信息支撑。本报告是在大数据时代下不同领域专家和团队跨学科交叉合作的产物，这种创新性的合作模式将为我国的医疗服务和医学研究带来更多启示。

同时，在解读本次报告的结果时，应注意考虑以下因素：首先，由于数据抽样和数据来源的限制，可能会存在人群选择偏倚。其次，用于定义 CKD 和其他相关疾病的 ICD-10 诊断编码，可能具有较低的灵敏度和较高的特异度。再次，本报告中的 CKD 比例综合反映了其患病率、住院率和诊断率，因此在进行结果解读和比较时必须谨慎。最后，目前的 ADR 仅包括横断面数据，在因果推断方面可能存在一定困难。本报告每个章节前面均配备简短的结果解读，便于读者更好地理解本章内容。

二、肾脏疾病年度科学报告图表缩略语使用说明

本次报告采用大量图表对相关患者的各种情况加以比较，以便更清晰地展示大数据的统计结果。由于中文名词相对较长，有时不利于图表的制作，所以根据国家相关规范图表中的专用名词多使用英文缩略语表示。为了便于大家阅读，我们将使用频率高的缩略语列表如下（表 0-1）。

表 0-1　本书常用缩略语一览表

英文缩略语	中文含义	英文缩略语	中文含义
ADR	年度科学报告	HQMS	医院质量监测系统
AF	心房颤动	HT	高血压
AKI	急性肾损伤	HTN	高血压肾病
AMI	急性心肌梗死	IBNR	已发生但未报告
ATC	解剖学、治疗学及化学分类系统	ICD	国际疾病分类
AVF	动静脉瘘	ICU	重症监护室
AVG	移植物动静脉内瘘	iPTH	全段甲状旁腺激素
CABG	冠状动脉旁路移植术	IQR	四分位间距
CAD	冠状动脉疾病	ISN	国际肾脏病学会
CAG	冠状动脉造影	IV	静脉注射
CHD	冠状动脉粥样硬化性心脏病（冠心病）	LOS	住院时间
CHI	商业健康保险	MBD	矿物质和骨代谢异常
CHIRA	中国医疗保险研究会	NCC	无涤纶套导管
CKD	慢性肾脏病	NRCMS	新型农村合作医疗
CK-NET	中国肾脏疾病数据网络	ON	梗阻性肾病
COTRS	中国人体器官分配与共享计算机系统	PAD	外周动脉疾病
CRRT	连续性肾脏替代治疗	PCI	经皮冠状动脉介入治疗
CTIN	慢性肾小管间质性肾炎	PD	腹膜透析

续表

英文缩略语	中文含义	英文缩略语	中文含义
CVA	脑血管事件	PMP	每百万人口
CVC	中心静脉导管	PPPY	每人每年
CVD	心脑血管疾病	PTH	甲状旁腺激素
DKD	糖尿病肾病	SD	标准差
DM	糖尿病	spKt/V	单室尿素清除指数
EPO	促红细胞生成素	TCC	带隧道带涤纶套导管
ESKD	终末期肾脏病	TIA	短暂性脑缺血发作
GN	肾小球肾炎	UBMI	城镇基本医疗保险
HbA1c	糖化血红蛋白	USRDS	美国肾脏病数据系统
HD	血液透析	VA	血管通路
HF	心力衰竭		

　　本项工作得到了国家自然科学基金委员会（91846101、81771938、82003529、81900665）、北京市科学技术委员会科技新星计划交叉学科合作课题（Z191100001119008）、科技部国家重点研发计划（2016YFC1305400、2019YFC2005000）和"北京大学医学部 - 密歇根大学医学院转化医学与临床研究联合研究所"联合研究项目（BMU2018JI012、BMU2019JI005）、中国医学科学院医学与健康科技创新工程项目（2019-I2M-5-046）、北京大学百度基金（2019BD017）和北京大学（BMU2018MX020、PKU2017LCX05）的资助。

参考文献

[1] GBD Chronic Kidney Disease Collaboration. Global, regional, and national burden of chronic kidney disease, 1990-2017: a systematic analysis for the Global Burden of Disease Study 2017. Lancet, 2020, 395（10225）: 709-733.

[2] Foreman KJ, Marquez N, Dolgert A, et al. Forecasting life expectancy, years of life lost, and all-cause and cause-specific mortality for 250 causes of death: reference and alternative scenarios for 2016-40 for 195 countries and territories. Lancet, 2018, 392（10159）: 2052-2090.

[3] Zhang LX, Wang F, Wang L, et al. Prevalence of chronic kidney disease in China: a cross-

sectional survey. Lancet, 2012, 379（9818）: 815-822.

[4] Liu ZH. Nephrology in China. Nat Rev Nephrol, 2013, 9（9）: 523-528.

[5] Yang C, Kong G, Wang L, et al. Big data in nephrology: Are we ready for the change? Nephrology, 2019, 24（11）: 1097-1102.

[6] Nadkarni GN, Coca SG, Wyatt CM. Big data in nephrology: promises and pitfalls. Kidney Int, 2016, 90（2）: 240-241.

[7] Zhang LX, Wang HB, Long JY, et al. China Kidney Disease Network（CK-NET）2014 Annual Data Report.Am J Kidney Dis, 2017, 69（6S2）: A4.

[8] Saran R, Steffick D, Bragg-Gresham J. The China Kidney Disease Network（CK-NET）: "Big Data-Big Dreams". Am J Kidney Dis, 2017, 69（6）: 713-716.

[9] Wang F, Yang C, Long JY, et al. Executive summary for the 2015 Annual Data Report of the China Kidney Disease Network（CK-NET）. Kidney Int, 2019, 95（3）: 501-505.

[10] Zhang LX, Zhao MH, Zuo L, et al. China Kidney Disease Network（CK-NET）2015 Annual Data Report. Kidney Int Suppl, 2019, 9（1）: e1-e81.

分析方法

我们首先对中国肾脏疾病年度科学报告（annual data report，ADR）的数据来源、数据库相关定义和统计方法进行了描述。我们在这版 ADR 中基于医院质量监测系统（Hospital Quality Monitoring System，HQMS）、中国医疗保险研究会（China Health Insurance Research Association，CHIRA）数据、商业健康保险（Commercial Health Insurance，CHI）数据和中国人体器官分配与共享计算机系统（China Organ Transplant Response System，COTRS）4 个全国性数据库进行分析，数据时间段为 2016 年 1 月至 2016 年 12 月。

本研究经过北京大学第一医院生物医学研究伦理委员会审查，报告内容已经过内外部专家审查，并提交中华人民共和国国家卫生健康委员会。统计分析使用 Microsoft Excel 2016（Microsoft Corp.，Redmond，WA，USA）和 SAS 9.4（SAS Institute Inc.，Cary，NC，USA）软件。

一、数据来源

（一）HQMS 数据库

HQMS 是由中华人民共和国国家卫生健康委员会授权、全国性的住院患者数据库系统。自 2013 年起，我国所有三级医院均要求每日自动向 HQMS 提交标准化的住院患者住院记录。作为中国医疗体系的顶层机构，三级医院必须拥有至少 500 张床位并经卫生部门认证。与西方国家医疗体系的三级医院相比，中国的三级医院提供初级、二级和三级卫生保健及专科医疗服务，并面向全国患者开放。

患者数据从全国统一性的住院病案首页中进行采集，包括患者人口统计学资料、临床诊断（ICD-10 编码）、手术操作、医疗花费和所在医院或科室信息在内的 353 个变量。作为我国标准化实践的一部分，病案首页具有法律效力，必须由对患者的医疗状况理解最准确、最全面的主治医师填写。然后，经认证的专业医疗编码人员会根据 ICD-10 编码系统对诊断进行编码。HQMS 数据报告系统在每日数据提交时会自动进行数据质量检测，以确保数据的完整性、一致性和准确性。如果检测结果不一致，当日医院的所有数据将被拒绝上传，院方需要重新审查和提交数据。截至 2016 年 12 月，HQMS 数据库自动数据交换网络已覆盖全国 31 个省（自治区、直辖市）961 家三级医院（不包括港澳台地区），覆盖比例超过当年我国三级医院总数的 52%，并且已收集超过 8000 万份住院患者病历。

（二）CHIRA 数据库

城镇基本医疗保险（urban basic medical insurance，UBMI）是中国城镇地区的主要医疗保险项目，覆盖了全国 31 个省、自治区和直辖市（不包括港澳台地区）。UBMI 包括城镇职工基本医疗保险和城镇居民基本医疗保险。截至 2016 年底，城镇职工医保和城镇居民医保参保人数分别达到 3.0 亿和 4.5 亿。

CHIRA 数据库由中国医疗保险研究会于 2007 年发起建立，数据库中记录了医保门诊和住院患者在各级医院就诊的主要诊断、人口统计学信息、实验室检查频次、处方药信息、治疗操作过程及医疗费用等。该数据采用两阶段抽样的方法，对全国 31 个省、自治区及直辖市（不包括港澳台地区）的 UBMI 参保人群进行抽样调查。在第一阶段，在 4 个直辖市（北京、上海、天津、重庆）、27 个省会（首府）城市和一定数量的地级市进行方便抽样；在第二阶段，按年龄进行排序，采用系统随机抽样的方法，从直辖市和省会城市中抽取 2% 的参保人群，从地级市中抽取 5% 的参保人群。2016 年度 CHIRA 数据库中抽样参保总人数为 8 516 679 人，相比于 2015 年增加了 138 万人；所抽出患者的全年医疗记录均被提取。所有个人身份信息，包括姓名、身份证号、社保号、电话号码和家庭住址等均被隐匿，以保护患者隐私。

（三）CHI 数据库

CHI 数据库来自中国大陆市场份额最大的 6 家商业保险公司，在 2016 年覆盖了 22 种重大疾病，参保客户超过 6000 万人。从 1995 年到 2016 年，来自全国 31 个省、自治区及直辖市（不包括港澳台地区）的保单量超过 9500 万份。数据库中记录了参保人的性别、年龄、保险金额、地区、职业、收入和疾病诊断信息。CHI 数据库用于分析透析人群的发病率。

（四）COTRS 数据库

自 2013 年 9 月 1 日起，所有器官分配必须通过 COTRS 进行，这是全国性的公开透明的人体器官分配与共享计算机系统，由中立的第三方组织进行维护。供体器官与受体信息将依据医疗紧急情况、患者在名单上的等待时间和组织相容性进行匹配。我国肾移植等待名单这一章节基于 COTRS 数据库进行分析。2016 年中国肾移植等待名单上的患者数据，将由中国器官移植发展基金会出版的《中国器官移植发展报告（2015—2018）》提供，因此本报告将不再描述肾移植等待者的具体特征。

二、数据库相关定义

（一）识别 CKD 患者

基于 HQMS 数据库中三套 ICD-10 疾病编码（北京版 4.0、国家标准版 1.0 和国家临床版 1.0）来识别三级医院的成年慢性肾脏病（chronic kidney disease，CKD）住院患者（年龄 ≥ 18 岁），其中操作和手术代码基于北京版本和国家临床版本。糖尿病肾病患者的定义为糖尿病同时合并 CKD，以及除糖尿病肾病外无其他 CKD 病因[1, 2]，大部分患者无肾脏病理检查结果。尽管使用 ICD-10 编码可能存在急性肾损伤诊断不全的情况，但因为它能够反映诊断的真实性，我们仍保留了这一章节。所有相关的 ICD 编码均列于附录中。

（二）识别透析患者

根据医疗服务收费项目和 ICD-10 编码来识别透析患者，将其定义为接受透析治疗，包括血液透析（hemodialysis，HD）和腹膜透析（peritoneal dialysis，PD）的慢性肾衰竭患者，同时排除急性肾衰竭。根据腹膜透析液的收费记录界定 PD 患者，根据血液透析相关的收费记录界定 HD 患者。

（三）心脑血管疾病

患有心脑血管疾病（cardiovascular disease，CVD）的患者可通过 CVD 相关 ICD-10 诊断编码，保险收费记录中基于解剖学、治疗学及化学分类系统（Anatomical Therapeutic Chemical Classification System，ATC）代码（C01，心脏

治疗）的 CVD 治疗药物和相关手术操作，如冠状动脉计算机断层扫描和冠状动脉造影等进行界定。冠状动脉疾病、急性心肌梗死、心力衰竭、脑血管意外／短暂性脑缺血发作、外周动脉疾病、心房颤动、心血管手术（经皮冠状动脉介入治疗和起搏器置入）也通过 ICD-10 编码和相关收费记录进行识别。

（四）糖尿病

糖尿病患者通过糖尿病诊断（ICD-10 编码）和糖尿病治疗药物（A10）的收费记录来识别。在结果展示中的"糖尿病患者"的亚组并不一定患有肾脏疾病。

（五）高血压

高血压患者通过高血压相关诊断（ICD-10 编码）进行识别。

（六）感染性疾病

感染性疾病是由各种病原体引起的疾病的前 3 个 ICD-10 编码来定义的。

（七）临床相关指标

临床相关指标通过收费记录中的临床实验室检查和药物使用记录来识别。实验室检查包括血红蛋白、铁、钙、磷、甲状旁腺激素、血清白蛋白、糖尿病眼底、血脂和糖化血红蛋白检测等。药物使用记录包括促红细胞生成素、铁（静脉铁和口服铁）、骨化三醇、磷结合剂和输血等。

（八）血管通路

基于手术操作、医疗材料、护理治疗等的收费记录对 HD 患者的带隧道带涤纶套导管（tunneled and cuffed catheter，TCC）、无涤纶套导管（non-cuffed catheter，NCC）、经手术的自体动静脉瘘（arteriovenous fistula，AVF）／移植物动静脉内瘘（arteriovenous graft，AVG）和稳定期 AVF/AVG 进行界定。对于 PD 患者，新置入的管路、过渡性的中心静脉导管（central venous catheters，CVC）和稳定组别的界定也采用相同的方式。

三、统计方法

统计学方法包括描述性统计，如频率、百分数、中位数和四分位数、均数和标准差等，并根据性别、年龄、地理分布、合并症和并发症、透析方式等进行亚组分析和比较。由于数据样本量较大，组间比较的 P 值未进行展示。

糖尿病和 CKD 患者的两组间比较分别基于各自的患者总体，即我们并未排除合并 CKD 的糖尿病患者或合并糖尿病的 CKD 患者。跨地域就诊定义为患者离开其常住地省份而前往其他省份进行就诊。透析患者的患病率估计是将 CHIRA 数据库中透析患者的百分比乘以相应的医保利用率（即就诊率），其中部分数据来源于《2017 中国卫生和计划生育统计年鉴》和《中华人民共和国 2017 年国民经济和社会发展统计公报》。CHI 数据库中的发病例数考虑了已发生但未报告（incurred but not reported，IBNR）的情况。使用 2010 年全国人口普查数据对透析患者的患病率和发病率进行直接标准化。山东、浙江和新疆三个地区透析质控中心的数据经由当地的透析登记系统负责人员进行数据清洗和分析，并采用标准化的表格进行填报，以电子邮件的方式进行收集和汇总。

我们将出院日期和再入院日期间隔不超过 3 天的两次连续住院定义为一次住院，并排除住院天数超过 180 天的住院病例。在血管通路这一章节中，我们依照手术性 AVF/AVG、TCC 和 NCC 的特定筛选规则将 HD 患者归为不同组别。如果对患者实施一种以上的操作，应遵循之前的分组规则。没有任何干预操作的患者将被定义为稳定的 AVF/AVG。在目前的数据库中，我们不能区分 AVG 中的 AVF。发生新的 PD 导管置入事件患者，我们将其定义为新增 PD 患者。未发生新的 PD 导管置入事件患者被认为是维持性 PD 患者，稳定的 PD 患者定义为未使用 CVC 的维持性 PD 患者。由于 TCC 很少使用，所以我们没有在 CVC 组中进一步区分 TCC 和 NCC。

参考文献

[1] GBD 2017 Disease and Injury Incidence and Prevalence Collaborators. Global, regional, and national incidence, prevalence, and years lived with disability for 354 diseases and injuries for 195 countries and territories, 1990-2017: a systematic analysis for the Global Burden of Disease Study 2017. Lancet, 2018, 392（10159）: 1789-1858.

[2] Afkarian M, Zelnick LR, Hall YN, et al. Clinical manifestations of kidney disease among US adults with diabetes, 1988-2014. JAMA, 2016, 316（6）: 602-610.

第一部分

慢性肾脏病

第 1 章

慢性肾脏病住院患者的患病特征

本章重点介绍我国三级医院住院患者中慢性肾脏病（chronic kidney disease，CKD）的患病情况、人口学特征及病因构成，旨在描述我国 CKD 的整体疾病负担。

2016 年 CKD 患者占所有住院患者的 4.86%，略高于 2015 年的 4.80%[1]。这一比例在 CKD 合并其他慢性非传染性疾病患者中更高（尤其是 CKD 合并糖尿病和高血压的患者）（图 1-1，表 1-1）。而且，CKD 的患病比例随着年龄增长而增加（图 1-2，表 1-2），城镇地区的 CKD 患病比例要高于农村地区（5.46% vs.5.10%）（图 1-3，表 1-3）。需要指出的是，由于 CKD 患者漏诊情况的存在，本报告的患病比例同时反映了真实上报的患病率和诊断率。此外，超过 50% 的 CKD 患者年龄大于 60 岁（图 1-4，表 1-4），每一年龄组中男性均占多数（图 1-5，表 1-5）。

CKD 住院患者的常见病因依次为糖尿病肾病（diabetic kidney disease，DKD；26.70%）、高血压肾病（hypertensive nephropathy，HTN；21.39%）、梗阻性肾病（obstructive nephropathy，ON；16.00%）和肾小球肾炎（glomerulone-phritis，GN；14.41%）（图 1-6，表 1-6）。需要注意的是，因为缺少肾脏病理检查，因此本报告中的 DKD 患者实际上指的是同时合并糖尿病和 CKD 的患者。

HTN 和 ON 的占比相比于 2015 年有轻微上升[1]。同时，CKD 的病因谱存在城乡差异性，如城镇地区的前三位病因依次是 DKD（32.01%）、HTN（23.23%）和 ON（13.58%），而农村地区 CKD 住院患者的常见病因为 ON（21.95%）、HTN（18.23%）、GN（17.51%）和 DKD（17.14%）（图 1-7，表 1-7）。

此外，CKD 疾病谱也存在地域差异，如我国东北和西北地区 DKD 患病比例较高，而在华南地区和东部若干省份 ON 的比例较高（图 1-8，表 1-8）。仅有 15.53% 的 CKD 住院患者具有 CKD 分期的诊断编码，无法实现有效的 CKD 分期；这一结果更多地反映了诊断模式，而不是疾病特征（图 1-9，表 1-9）。

　　整体来看，2016 年 CKD 住院患者中发生跨地域（跨省份）就诊的比例为 5.98%（图 1-10）。患者流出比例最高的前三个地区依次是甘肃省（17.91%）、安徽省（16.50%）和河北省（15.47%），而患者流入比例最高的前三个地区分别是北京市（31.42%）、上海市（24.75%）和宁夏回族自治区（13.55%）（图 1-10，表 1-10）。CKD 患者的跨地域就诊和流动模式反映了目前我国不同地区间的肾脏疾病诊疗水平和医疗资源不均衡，存在较大的地区差异性。

一、不同人群的慢性肾脏病患病比例

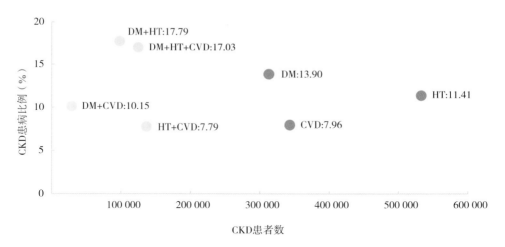

图 1-1　不同人群的 CKD 患病比例

注：CKD. 慢性肾脏病；CVD. 心脑血管疾病；DM. 糖尿病；HT. 高血压

表 1-1　不同人群的 CKD 患病比例［N（%）］

患者人群	CKD 患病情况
HQMS	992 727（4.86）
HT	532 564（11.41）
CVD	343 069（7.96）
DM	312 854（13.90）
HT+CVD	136 273（7.79）
DM+HT+CVD	124 373（17.03）
DM+HT	97 748（17.79）
DM+CVD	28 549（10.15）

注：CKD. 慢性肾脏病；CVD. 心脑血管疾病；DM. 糖尿病；HT. 高血压；HQMS. 医院质量监测系统

表 1-2　不同性别和年龄组的 CKD 患病比例［N（%）］

年龄组（岁）	男性	女性	合计
18～24	12 995（3.96）	10 739（1.69）	23 734（2.47）
25～29	19 116（5.07）	17 054（1.14）	36 170（1.93）
30～34	23 053（5.95）	17 033（1.52）	40 086（2.65）
35～39	27 031（6.30）	17 710（2.24）	44 741（3.67）
40～44	38 140（6.19）	25 289（3.23）	63 429（4.53）
45～49	51 195（6.16）	35 878（3.79）	87 073（4.90）
50～54	65 079（6.25）	45 549（4.19）	110 628（5.20）
55～59	53 377（6.01）	36 555（4.38）	89 932（5.22）
60～64	67 617（5.89）	48 652（4.62）	116 269（5.28）
65～69	60 623（6.19）	44 383（5.14）	105 006（5.70）
70～74	49 914（6.61）	37 411（5.60）	87 325（6.14）
75～79	47 589（7.60）	35 641（6.39）	83 230（7.03）
80～84	37 090（9.05）	26 180（7.10）	63 270（8.13）
85+	26 476（11.29）	15 358（8.02）	41 834（9.82）
合计	579 295（6.40）	413 432（3.63）	992 727（4.86）

注：CKD. 慢性肾脏病

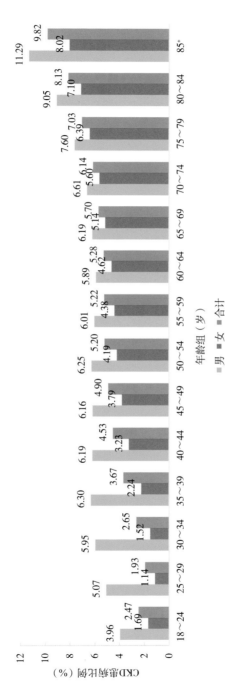

图 1-2　不同性别和年龄组的 CKD 患病比例

注：CKD. 慢性肾脏病

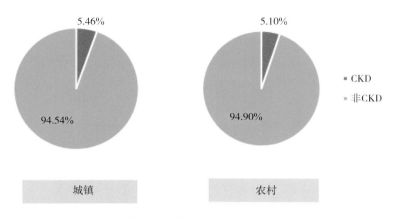

图 1-3　城镇和农村地区的 CKD 患病比例

注：CKD. 慢性肾脏病

表 1-3　城镇和农村地区的 CKD 患病比例［N（％）］

居住地	CKD
城镇	509 412 (5.46)
农村	218 041 (5.10)
合计	727 453 (5.35)

注：①分析中未纳入居住地缺失的患者数据；HQMS：6 844 236 (33.48%)；② CKD. 慢性肾脏病

二、慢性肾脏病人口学特征

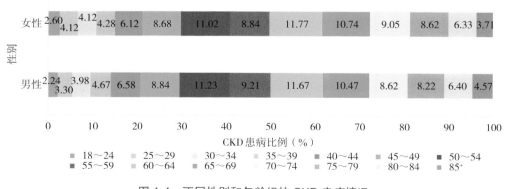

图 1-4　不同性别和年龄组的 CKD 患病情况

注：CKD. 慢性肾脏病

表 1-4 不同性别和年龄组的 CKD 患病情况 [N（%）]

年龄组（岁）	男性	女性	合计
18 ~ 24	12 995（2.24）	10 739（2.60）	23 734（2.39）
25 ~ 29	19 116（3.30）	17 054（4.12）	36 170（3.64）
30 ~ 34	23 053（3.98）	17 033（4.12）	40 086（4.04）
35 ~ 39	27 031（4.67）	17 710（4.28）	44 741（4.51）
40 ~ 44	38 140（6.58）	25 289（6.12）	63 429（6.39）
45 ~ 49	51 195（8.84）	35 878（8.68）	87 073（8.77）
50 ~ 54	65 079（11.23）	45 549（11.02）	110 628（11.14）
55 ~ 59	53 377（9.21）	36 555（8.84）	89 932（9.06）
60 ~ 64	67 617（11.67）	48 652（11.77）	116 269（11.71）
65 ~ 69	60 623（10.47）	44 383（10.74）	105 006（10.58）
70 ~ 74	49 914（8.62）	37 411（9.05）	87 325（8.80）
75 ~ 79	47 589（8.22）	35 641（8.62）	83 230（8.38）
80 ~ 84	37 090（6.40）	26 180（6.33）	63 270（6.37）
85⁺	26 476（4.57）	15 358（3.71）	41 834（4.21）
合计	579 295	413 432	992 727

注：CKD. 慢性肾脏病

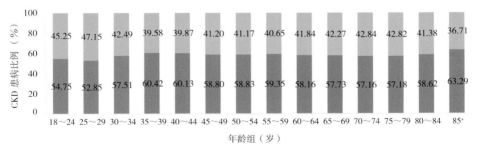

图 1-5 不同年龄组和性别的 CKD 患病情况

注：CKD. 慢性肾脏病

表 1-5 不同年龄组和性别的 CKD 患病情况 ［ N（％）］

年龄组（岁）	男性	女性	合计
18 ~ 24	12 995（54.75）	10 739（45.25）	23 734
25 ~ 29	19 116（52.85）	17 054（47.15）	36 170
30 ~ 34	23 053（57.51）	17 033（42.49）	40 086
35 ~ 39	27 031（60.42）	17 710（39.58）	44 741
40 ~ 44	38 140（60.13）	25 289（39.87）	63 429
45 ~ 49	51 195（58.80）	35 878（41.20）	87 073
50 ~ 54	65 079（58.83）	45 549（41.17）	110 628
55 ~ 59	53 377（59.35）	36 555（40.65）	89 932
60 ~ 64	67 617（58.16）	48 652（41.84）	116 269
65 ~ 69	60 623（57.73）	44 383（42.27）	105 006
70 ~ 74	49 914（57.16）	37 411（42.84）	87 325
75 ~ 79	47 589（57.18）	35 641（42.82）	83 230
80 ~ 84	37 090（58.62）	26 180（41.38）	63 270
85+	26 476（63.29）	15 358（36.71）	41 834
合计	579 295（58.35）	413 432（41.65）	992 727

注：CKD. 慢性肾脏病

三、慢性肾脏病的病因谱

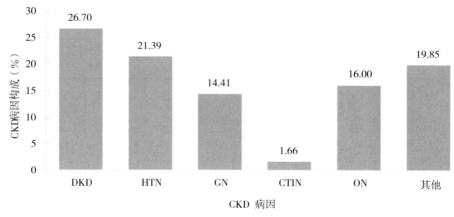

图 1-6 CKD 的病因构成

注：CKD. 慢性肾脏病；CTIN. 慢性肾小管间质性肾炎；DKD. 糖尿病肾病；GN. 肾小球肾炎；HTN. 高血压肾病；ON. 梗阻性肾病；其他 . 其他原因导致的 CKD

表 1-6　CKD 的病因构成 [N（%）]

病因	统计数据
DKD	265 067（26.70）
HTN	212 309（21.39）
GN	143 024（14.41）
CTIN	16 494（1.66）
ON	158 824（16.00）
其他	197 009（19.85）
合计	992 727

注：CKD. 慢性肾脏病；CTIN. 慢性肾小管间质性肾炎；DKD. 糖尿病肾病；GN. 肾小球肾炎；HTN. 高血压肾病；ON. 梗阻性肾病；其他. 其他原因导致的 CKD

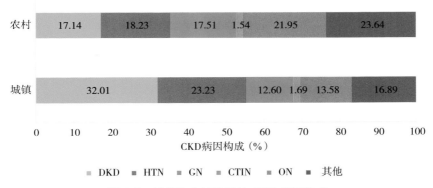

■ DKD　■ HTN　■ GN　■ CTIN　■ ON　■ 其他

图 1-7　城镇和农村地区的 CKD 病因构成

注：CKD. 慢性肾脏病；CTIN. 慢性肾小管间质性肾炎；DKD. 糖尿病肾病；GN. 肾小球肾炎；HTN. 高血压肾病；ON. 梗阻性肾病；其他. 其他原因导致的 CKD

表 1-7　城镇和农村地区的 CKD 病因构成 [N（%）]

病因	城镇	农村	合计
DKD	163 076（32.01）	37 367（17.14）	200 443（27.55）
HTN	118 330（23.23）	39 741（18.23）	158 071（21.73）
GN	64 203（12.60）	38 177（17.51）	102 380（14.07）
CTIN	8620（1.69）	3354（1.54）	11 974（1.65）
ON	69 155（13.58）	47 858（21.95）	117 013（16.09）
其他	86 028（16.89）	51 544（23.64）	137 572（18.91）
合计	509 412	218 041	727 453

注：①居住地缺失的患者数据未纳入分析；CKD：265 274（26.72%）；② CKD. 慢性肾脏病；CTIN. 慢性肾小管间质性肾炎；DKD. 糖尿病肾病；GN. 肾小球肾炎；HTN. 高血压肾病；ON. 梗阻性肾病；其他. 其他原因导致的 CKD

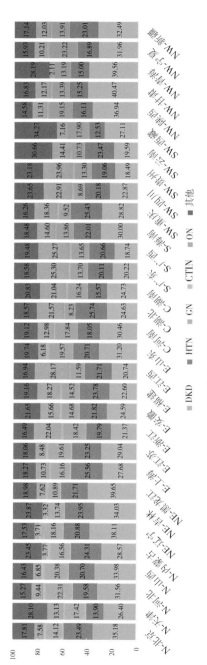

图 1-8 不同省份的 CKD 病因构成（%）

注：①N. 华北地区；NE. 东北地区；E. 华东地区；C. 华中地区；S. 华南地区；SW. 西南地区；NW. 西北地区；② CKD. 慢性肾脏病；CTIN. 慢性肾小管间质性肾炎；DKD. 糖尿病肾病；GN. 肾小球肾炎；HTN. 高血压肾病；ON. 梗阻性肾病；其他. 其他原因导致的 CKD

表 1-8　不同省份的 CKD 病因构成 ［ N （％） ］

省份	DKD	HTN	GN	CTIN	ON	其他	合计
N- 北京	9129 (35.18)	6094 (23.49)	3665 (14.12)	469 (1.81)	1968 (7.58)	4622 (17.81)	25 947
N- 天津	1164 (26.40)	613 (13.90)	768 (17.42)	46 (1.04)	579 (13.13)	1239 (28.10)	4409
N- 河北	9093 (31.56)	5643 (19.58)	6428 (22.31)	533 (1.85)	2720 (9.44)	4399 (15.27)	28 816
N- 山西	7814 (33.98)	4760 (20.70)	4686 (20.38)	381 (1.66)	1575 (6.85)	3779 (16.43)	22 995
N- 内蒙古	6645 (28.57)	5654 (24.31)	3852 (16.56)	778 (3.34)	877 (3.77)	5456 (23.45)	23 262
NE- 辽宁	11 310 (38.11)	6197 (20.88)	5389 (18.16)	478 (1.61)	1100 (3.71)	5202 (17.53)	29 676
NE- 吉林	6466 (34.03)	4551 (23.95)	2611 (13.74)	206 (1.08)	631 (3.32)	4535 (23.87)	19 000
NE- 黑龙江	9585 (39.65)	5248 (21.71)	2633 (10.89)	276 (1.14)	1841 (7.62)	4589 (18.98)	24 172
E- 上海	6746 (27.68)	6231 (25.56)	3940 (16.16)	388 (1.59)	2616 (10.73)	4454 (18.27)	24 375
E- 江苏	16 229 (29.04)	12 991 (23.25)	10 955 (19.61)	877 (1.57)	4737 (8.48)	10 089 (18.06)	55 878
E- 浙江	8433 (21.37)	7812 (19.79)	7272 (18.42)	743 (1.88)	8701 (22.04)	6510 (16.49)	39 471
E- 安徽	7659 (24.59)	6798 (21.82)	4572 (14.68)	500 (1.60)	4880 (15.66)	6744 (21.65)	31 153
E- 福建	5806 (22.60)	6109 (23.78)	3729 (14.52)	431 (1.68)	4692 (18.27)	4921 (19.16)	25 688
E- 江西	9853 (20.74)	10 315 (21.71)	5504 (11.59)	405 (0.85)	13 384 (28.17)	8048 (16.94)	47 509
E- 山东	9951 (31.20)	6606 (20.71)	6241 (19.57)	832 (2.61)	1970 (6.18)	6296 (19.74)	31 896
C- 河南	13 120 (30.46)	7774 (18.05)	7683 (17.84)	667 (1.55)	5593 (12.98)	8237 (19.12)	43 074
C- 湖北	22 774 (24.63)	23 796 (25.74)	7608 (8.23)	1167 (1.26)	19 941 (21.57)	17 164 (18.57)	92 450
C- 湖南	9553 (24.73)	6017 (15.57)	6276 (16.24)	615 (1.59)	8128 (21.04)	8047 (20.83)	38 636

续表

省份	DKD	HTN	GN	CTIN	ON	其他	合计
S-广东	16 923 (20.22)	16 833 (20.11)	11 462 (13.70)	1748 (2.09)	21 173 (25.30)	15 546 (18.58)	83 685
S-广西	6353 (18.74)	7004 (20.66)	4626 (13.65)	744 (2.19)	8567 (25.27)	6605 (19.48)	33 899
S-海南	3125 (30.00)	2293 (22.01)	1444 (13.86)	110 (1.06)	1521 (14.60)	1925 (18.48)	10 418
SW-重庆	3740 (28.82)	3301 (25.43)	1235 (9.52)	210 (1.62)	2383 (18.36)	2110 (16.26)	12 979
SW-四川	16 218 (22.87)	14 306 (20.18)	6163 (8.69)	1206 (1.70)	16 242 (22.91)	16 768 (23.65)	70 903
SW-贵州	3096 (18.49)	3190 (19.06)	2226 (13.30)	338 (2.02)	4011 (23.96)	3880 (23.18)	16 741
SW-云南	10 576 (19.59)	12 675 (23.47)	5794 (10.73)	612 (1.13)	7781 (14.41)	16 557 (30.66)	53 995
SW-西藏	106 (27.11)	49 (12.53)	70 (17.90)	4 (1.02)	28 (7.16)	134 (34.27)	391
NW-陕西	9871 (36.94)	4304 (16.11)	5117 (19.15)	514 (1.92)	3021 (11.31)	3895 (14.58)	26 722
NW-甘肃	3494 (40.47)	1317 (15.25)	1156 (13.39)	163 (1.89)	1051 (12.17)	1453 (16.83)	8634
NW-青海	1820 (39.56)	690 (15.00)	607 (13.19)	90 (1.96)	97 (2.11)	1297 (28.19)	4601
NW-宁夏	1430 (31.96)	756 (16.89)	1039 (23.22)	80 (1.79)	457 (10.21)	713 (15.93)	4475
NW-新疆	5220 (32.49)	3697 (23.01)	2234 (13.91)	228 (1.42)	1933 (12.03)	2753 (17.14)	16 065
合计	253 302 (26.61)	203 624 (21.39)	136 985 (14.39)	15 839 (1.66)	154 198 (16.20)	187 967 (19.75)	951 915

注：①地理情况缺失的患者数据未纳入分析；CKD：40 775（4.11%）；②N．华北地区；NE．东北地区；E．华东地区；C．华中地区；S．华南地区；SW．西南地区；NW．西北地区；④CKD．慢性肾脏病；CTIN．慢性肾小管间质性肾炎；DKD．糖尿病肾病；GN．肾小球肾炎；HTN．高血压肾病；ON．梗阻性肾病；其他．其他原因导致的CKD

四、慢性肾脏病的分期

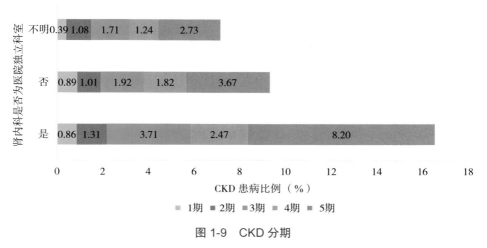

图 1-9　CKD 分期

注：CKD. 慢性肾脏病

表 1-9　CKD 分期［N（%）］

CKD 分期	肾内科为独立科室	肾内科为非独立科室	不明	合计
1 期	7528（0.86）	422（0.89）	282（0.39）	8232（0.83）
2 期	11 422（1.31）	479（1.01）	773（1.08）	12 674（1.28）
3 期	32 403（3.71）	907（1.92）	1223（1.71）	34 533（3.48）
4 期	21 621（2.47）	860（1.82）	884（1.24）	23 365（2.35）
5 期	71 656（8.20）	1736（3.67）	1950（2.73）	75 342（7.59）
分期不明	729 345（83.45）	42 865（90.68）	66 298（92.84）	838 508（84.47）
合计	873975	47 269	71 410	992 654

注：① CKD 分期情况缺失 / 存在争议的患者数据未纳入分析；CKD：73（0.01%）；② CKD. 慢性肾脏病

五、慢性肾脏病患者的跨地域就诊

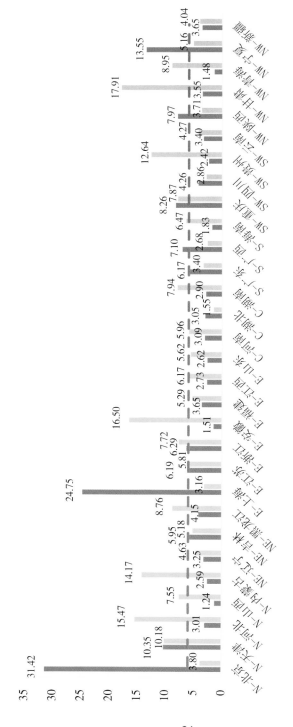

图 1-10 不同省份的 CKD 患者流入和流出情况（%）

注：① N. 华北地区；NE. 东北地区；E. 华东地区；C. 华中地区；S. 华南地区；SW. 西南地区；NW. 西北地区；② CKD. 慢性肾脏病；③ 虚线代表全国整体的 CKD 患者跨地域就诊比例（5.98%）

表 1-10　不同省份的 CKD 患者流入和流出情况 ［ *N*（%）］

省份	医院所在地		患者常住地	
	本地患者	异地患者	本地就医	异地就医
总体	895 039（94.02）	56 913（5.98）	895 039（94.02）	56 913（5.98）
N－北京	24 961（68.58）	11 437（31.42）	24 961（96.20）	986（3.80）
N－天津	3960（89.65）	457（10.35）	3960（89.82）	449（10.18）
N－河北	24 358（96.99）	755（3.01）	24 358（84.53）	4458（15.47）
N－山西	21 260（98.76）	268（1.24）	21 260（92.45）	1735（7.55）
N－内蒙古	19 965（97.41）	530（2.59）	19 965（85.83）	3297（14.17）
NE－辽宁	28 302（96.75）	950（3.25）	28 302（95.37）	1374（4.63）
NE－吉林	18 016（94.05）	1140（5.95）	18 016（94.82）	984（5.18）
NE－黑龙江	22 055（95.85）	956（4.15）	22 055（91.24）	2117（8.76）
E－上海	23 605（75.25）	7763（24.75）	23 605（96.84）	770（3.16）
E－江苏	52 634（93.81）	3471（6.19）	52 634（94.19）	3244（5.81）
E－浙江	36 422（93.71）	2446（6.29）	36 422（92.28）	3049（7.72）
E－安徽	26 012（98.49）	398（1.51）	26 012（83.50）	5141（16.50）
E－福建	24 330（96.35）	922（3.65）	24 330（94.71）	1358（5.29）
E－江西	44 579（97.27）	1252（2.73）	44 579（93.83）	2930（6.17）
E－山东	30 102（97.38）	811（2.62）	30 102（94.38）	1794（5.62）
C－河南	40 505（96.91）	1293（3.09）	40 505（94.04）	2569（5.96）
C－湖北	91 014（96.95）	2859（3.05）	91 014（98.45）	1436（1.55）
C－湖南	35 567（97.10）	1062（2.90）	35 567（92.06）	3069（7.94）
S－广东	80 842（93.83）	5318（6.17）	80 842（96.60）	2843（3.40）
S－广西	32 989（92.90）	2520（7.10）	32 989（97.32）	910（2.68）
S－海南	9744（98.17）	182（1.83）	9744（93.53）	674（6.47）
SW－重庆	11 958（91.74）	1077（8.26）	11 958（92.13）	1021（7.87）
SW－四川	68 877（95.74）	3065（4.26）	68 877（97.14）	2026（2.86）
SW－贵州	14 625（97.58）	363（2.42）	14 625（87.36）	2116（12.64）
SW－云南	51 689（96.60）	1817（3.40）	51 689（95.73）	2306（4.27）
NW－陕西	25 731（92.03）	2228（7.97）	25 731（96.29）	991（3.71）
NW－甘肃	7088（96.45）	261（3.55）	7088（82.09）	1546（17.91）

续表

省份	医院所在地		患者常住地	
	本地患者	异地患者	本地就医	异地就医
NW－青海	4189（98.52）	63（1.48）	4189（91.05）	412（8.95）
NW－宁夏	4244（86.45）	665（13.55）	4244（94.84）	231（5.16）
NW－新疆	15 416（96.35）	584（3.65）	15 416（95.96）	649（4.04）

注：①地理情况缺失的患者数据：CKD：40 775（4.11%）以及西藏地区未纳入分析；②N. 华北地区；NE. 东北地区；E. 华东地区；C. 华中地区；S. 华南地区；SW. 西南地区；NW. 西北地区；③CKD. 慢性肾脏病

（高碧霞　甘蓝霞　周稚烨　龙健颜　杨　超
苏在明　王晋伟　史　赢　王　芳　王海波）

参考文献

[1] Zhang LX, Zhao MH, Zuo L, et al. China Kidney Disease Network（CK-NET）2015 Annual Data Report. Kidney Int Suppl, 2019, 9（1）: e1-e81.

第 2 章

慢性肾脏病住院患者的心脑血管疾病特征

慢性肾脏病（chronic kidney disease，CKD）患者具有较高的心脑血管疾病（cardio cerebro vascular disease，CVD）发生风险，心力衰竭是最常见的表现之一[1]。本章重点介绍了 CKD 住院患者发生 CVD 的类型、特征及治疗情况。为评估整体的疾病负担，CKD 和糖尿病两个人群之间的比较是基于其背后的总体患病人群，即两组人群存在患者重合的情况。

在 CKD 住院患者发生 CVD 的不同类型中，冠心病（coronary heart disease，CHD）最为常见（18.82%），之后依次为心力衰竭（16.91%）、脑卒中（13.22%）和心房颤动（4.01%）（图 2-1，表 2-1）。CVD 的患病模式基本与 2015 年一致[2]，但是各种亚型的比例均略微有所上升。整体 CKD 患者的 CVD 比例均高于非 CKD 患者，但是低于糖尿病患者（图 2-1，表 2-1）。

与糖尿病住院患者相比，CKD 住院患者中出现 CHD 和脑卒中的比例较低（28.27% vs.18.82%，22.00% vs.13.22%），而心力衰竭和心房颤动的比例较高（13.53% vs.16.91%，3.74% vs.4.01%）（图 2-1，表 2-1）。这一趋势在不同年龄段和不同性别的亚组人群分析结果中均一致（图 2-2～图 2-9，表 2-2～表 2-9）。随着年龄的增长，不同类型的 CVD 比例也在上升。

按 CKD 病因进行亚组分析的结果显示，糖尿病肾病（diabetic kidney disease，DKD）、高血压肾病（hypertensive nephropathy，HTN）和慢性肾小管间质性肾炎（chronic tubulo interstitial nephritis，CTIN）患者的 CVD 比例显著高于其他病因的 CKD 患者（图 2-10，表 2-10）。脑卒中、心力衰竭和心房颤动在 HTN 患者中较为常见（图 2-10，表 2-10），并且在不同年龄和性别亚组的趋势基本一致（图2-11～图2-18，表2-11～表2-18）。

尽管CKD住院患者的CHD负担相对更高，但是其接受常规冠状动脉造影（conventional coronarography，CAG）、经皮冠状动脉介入术（percutaneous coronary intervention，PCI）和冠状动脉旁路移植术（coronary artery bypass graft，CABG）的比例却明显低于非CKD患者（图2-19～图2-25，表2-19～表2-25）。和非CKD及糖尿病患者相比，CKD住院患者中因CVD导致的起搏器置入的比例相对更高（图2-26，图2-27；表2-26，表2-27）。除了梗阻性肾病患者外（分析结果显示这组患者CHD比例最低，但CAG比例最高），这一趋势在CKD不同病因的亚组人群是一致的（图2-28，表2-28）。

一、不同疾病人群的心脑血管疾病比例

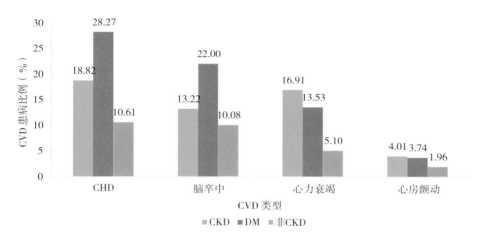

图 2-1　不同疾病人群的 CVD 比例

注：CHD. 冠心病；CKD. 慢性肾脏病；CVD. 心脑血管疾病；DM. 糖尿病

表2-1　不同疾病人群的 CVD 比例［N（%）］

患者分组	CHD	脑卒中	心力衰竭	心房颤动
CKD	186 871 (18.82)	131 279 (13.22)	167 839 (16.91)	39 833 (4.01)
DM	554 239 (28.27)	431 304 (22.00)	265 307 (13.53)	73 289 (3.74)
非CKD	2 063 083 (10.61)	1961 573 (10.08)	992 269 (5.10)	381 399 (1.96)

注：CHD. 冠心病；CKD. 慢性肾脏病；CVD. 心脑血管疾病；DM. 糖尿病

1. 冠心病患者比例

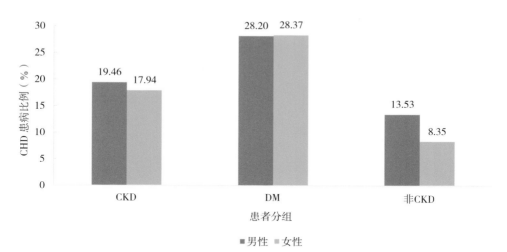

图 2-2　不同性别的 CHD 比例

注：CHD. 冠心病；CKD. 慢性肾脏病；DM. 糖尿病

表 2-2　不同性别的 CHD 比例［N（%）］

性别	CKD	DM	非 CKD
男性	112 708 (19.46)	301 185 (28.20)	1146 380 (13.53)
女性	74 163 (17.94)	253 054 (28.37)	916 703 (8.35)
合计	186 871 (18.82)	554 239 (28.27)	2 063 083 (10.61)

注：CHD. 冠心病；CKD. 慢性肾脏病；DM. 糖尿病

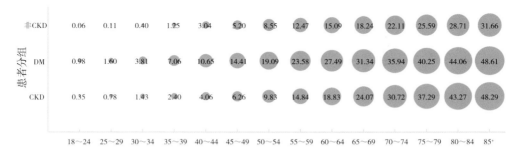

图 2-3　不同年龄组的 CHD 比例（%）

注：①圆点的大小代表 CHD 比例；② CHD. 冠心病；CKD. 慢性肾脏病；DM. 糖尿病

表 2-3　不同年龄组的 CHD 比例 ［N（%）］

年龄组（岁）	CKD	DM	非 CKD
18 ~ 24	84 (0.35)	68 (0.98)	596 (0.06)
25 ~ 29	283 (0.78)	211 (1.60)	1979 (0.11)
30 ~ 34	573 (1.43)	822 (3.81)	5860 (0.40)
35 ~ 39	1073 (2.40)	2469 (7.06)	14 714 (1.25)
40 ~ 44	2574 (4.06)	7409 (10.65)	40 616 (3.04)
45 ~ 49	5452 (6.26)	18 464 (14.41)	87 828 (5.20)
50 ~ 54	10 873 (9.83)	43 431 (19.09)	172 484 (8.55)
55 ~ 59	13 342 (14.84)	54 901 (23.58)	203 671 (12.47)
60 ~ 64	21 897 (18.83)	86 381 (27.49)	314 451 (15.09)
65 ~ 69	25 276 (24.07)	91 593 (31.34)	316 912 (18.24)
70 ~ 74	26 830 (30.72)	86 086 (35.94)	295 336 (22.11)
75 ~ 79	31 038 (37.29)	79 133 (40.25)	281 692 (25.59)
80 ~ 84	27 376 (43.27)	54 206 (44.06)	205 312 (28.71)
85+	20 200 (48.29)	29 065 (48.61)	121 632 (31.66)
合计	186 871 (18.82)	554 239 (28.27)	2 063 083 (10.61)

注：CHD. 冠心病；CKD. 慢性肾脏病；DM. 糖尿病

2. 脑卒中患者比例

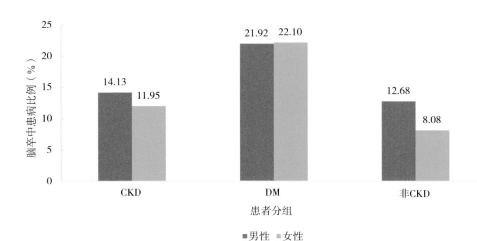

图 2-4　不同性别的脑卒中比例

注：CKD. 慢性肾脏病；DM. 糖尿病

表 2-4　不同性别的脑卒中比例 ［ N（%）］

性别	CKD	DM	非 CKD
男性	81 882 (14.13)	234 132 (21.92)	1074 340 (12.68)
女性	49 397 (11.95)	197 172 (22.10)	887 233 (8.08)
合计	131 279 (13.22)	431 304 (22.00)	1 961 573 (10.08)

注：CKD. 慢性肾脏病；DM. 糖尿病

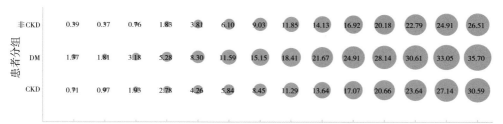

图 2-5　不同年龄组的脑卒中比例（%）

注：①圆点的大小代表卒中比例；② CKD. 慢性肾脏病；DM. 糖尿病

表 2-5　不同年龄组的脑卒中比例 ［ N（%）］

年龄组（岁）	CKD	DM	非 CKD
18 ～ 24	168 (0.71)	95 (1.37)	3642 (0.39)
25 ～ 29	352 (0.97)	239 (1.81)	6827 (0.37)
30 ～ 34	774 (1.93)	686 (3.18)	11 216 (0.76)
35 ～ 39	1245 (2.78)	1846 (5.28)	21 548 (1.83)
40 ～ 44	2704 (4.26)	5776 (8.30)	50 929 (3.81)
45 ～ 49	5082 (5.84)	14 852 (11.59)	103 011 (6.10)
50 ～ 54	9343 (8.45)	34 465 (15.15)	182 152 (9.03)
55 ～ 59	10 153 (11.29)	42 861 (18.41)	193 501 (11.85)
60 ～ 64	15 857 (13.64)	68 098 (21.67)	294 437 (14.13)
65 ～ 69	17 920 (17.07)	72 795 (24.91)	293 957 (16.92)
70 ～ 74	18 038 (20.66)	67 407 (28.14)	269 503 (20.18)
75 ～ 79	19 677 (23.64)	60 179 (30.61)	250 829 (22.79)
80 ～ 84	17 170 (27.14)	40 664 (33.05)	178 163 (24.91)
85+	12 796 (30.59)	21 341 (35.70)	101 858 (26.51)
合计	131 279 (13.22)	431 304 (22.00)	1 961 573 (10.08)

注：CKD. 慢性肾脏病；DM. 糖尿病

3. 心力衰竭患者比例

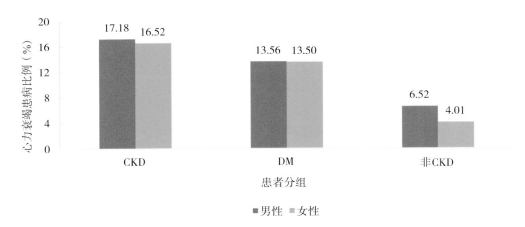

图 2-6　不同性别的心力衰竭比例

注：CKD. 慢性肾脏病；DM. 糖尿病

表 2-6　不同性别的心力衰竭比例 [N（%）]

性别	CKD	DM	非 CKD
男性	99 529 (17.18)	144 838 (13.56)	552 061 (6.52)
女性	68 310 (16.52)	120 469 (13.50)	440 208 (4.01)
合计	167 839 (16.91)	265 307 (13.53)	992 269 (5.10)

注：CKD. 慢性肾脏病；DM. 糖尿病

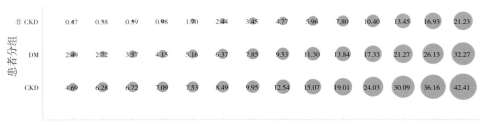

图 2-7　不同年龄组的心力衰竭比例（%）

注：①圆点大小代表心力衰竭比例；② CKD. 慢性肾脏病；DM. 糖尿病

表 2-7　不同年龄组的心力衰竭比例 ［ N（%）］

年龄组（岁）	CKD	DM	非 CKD
18 ～ 24	1112（4.69）	172（2.49）	4390（0.47）
25 ～ 29	2271（6.28）	359（2.72）	6898（0.38）
30 ～ 34	2694（6.72）	772（3.57）	8613（0.59）
35 ～ 39	3173（7.09）	1451（4.15）	11 454（0.98）
40 ～ 44	4775（7.53）	3587（5.16）	22 639（1.70）
45 ～ 49	7390（8.49）	8157（6.37）	41 264（2.44）
50 ～ 54	11 011（9.95）	17 858（7.85）	69 645（3.45）
55 ～ 59	11 273（12.54）	22 184（9.53）	77 904（4.77）
60 ～ 64	17 526（15.07）	35 520（11.30）	124 248（5.96）
65 ～ 69	19 962（19.01）	40 462（13.84）	135 607（7.80）
70 ～ 74	20 986（24.03）	41 521（17.33）	138 931（10.40）
75 ～ 79	25 046（30.09）	41 822（21.27）	148 036（13.45）
80 ～ 84	22 878（36.16）	32 151（26.13）	121 080（16.93）
85+	17 742（42.41）	19 291（32.27）	81 560（21.23）
合计	167 839（16.91）	265 307（13.53）	992 269（5.10）

注：CKD. 慢性肾脏病；DM. 糖尿病

4. 心房颤动患者比例

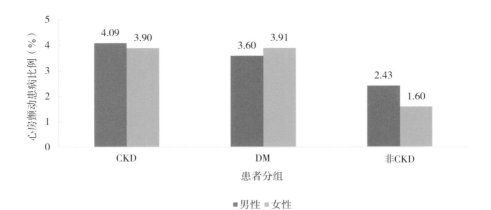

图 2-8　不同性别的心房颤动比例

注：CKD. 慢性肾脏病；DM. 糖尿病

表 2-8　不同性别的心房颤动比例［N（%）］

性别	CKD	DM	非 CKD
男性	23 722（4.09）	38 416（3.60）	206 078（2.43）
女性	16 111（3.90）	34 873（3.91）	175 321（1.60）
合计	39 833（4.01）	73 289（3.74）	381 399（1.96）

注：CKD. 慢性肾脏病；DM. 糖尿病

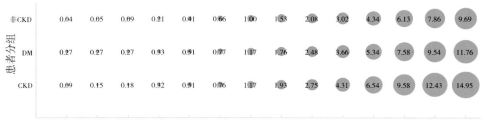

图 2-9　不同年龄组的心房颤动比例（%）

注：①圆点大小代表心房颤动的比例；② CKD. 慢性肾脏病；DM. 糖尿病

表 2-9　不同年龄组的心房颤动比例［N（%）］

年龄组（岁）	CKD	DM	非 CKD
18 ~ 24	22（0.09）	19（0.27）	386（0.04）
25 ~ 29	55（0.15）	36（0.27）	863（0.05）
30 ~ 34	72（0.18）	59（0.27）	1361（0.09）
35 ~ 39	141（0.32）	114（0.33）	2422（0.21）
40 ~ 44	325（0.51）	353（0.51）	5523（0.41）
45 ~ 49	660（0.76）	987（0.77）	11 100（0.66）
50 ~ 54	1293（1.17）	2663（1.17）	20 109（1.00）
55 ~ 59	1740（1.93）	4099（1.76）	24 982（1.53）
60 ~ 64	3202（2.75）	7795（2.48）	43 338（2.08）
65 ~ 69	4523（4.31）	10 695（3.66）	52 409（3.02）
70 ~ 74	5708（6.54）	12 787（5.34）	57 925（4.34）
75 ~ 79	7970（9.58）	14 909（7.58）	67 502（6.13）
80 ~ 84	7866（12.43）	11 741（9.54）	56 233（7.86）
85+	6256（14.95）	7032（11.76）	37 246（9.69）
合计	39 833（4.01）	73 289（3.74）	381 399（1.96）

注：CKD. 慢性肾脏病；DM. 糖尿病

二、慢性肾脏病患者的心脑血管疾病类型

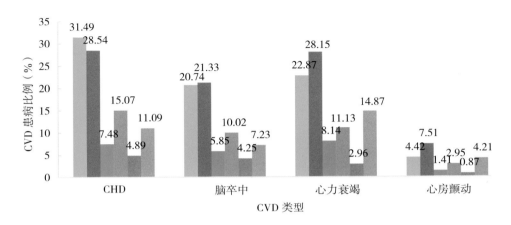

图 2-10　CKD 患者的 CVD 类型

注：CHD. 冠心病；CKD. 慢性肾脏病；CTIN. 慢性肾小管间质性肾炎；CVD. 心脑血管疾病；DKD. 糖尿病肾病；GN. 肾小球肾炎；HTN. 高血压肾病；ON. 梗阻性肾病；其他. 其他原因导致的 CKD

表 2-10　CKD 患者的 CVD 类型［N（%）］

病因	CHD	脑卒中	心力衰竭	心房颤动
DKD	83 482 (31.49)	54 987 (20.74)	60 611 (22.87)	11 719 (4.42)
HTN	60 595 (28.54)	45 280 (21.33)	59 769 (28.15)	15 938 (7.51)
GN	10 692 (7.48)	8373 (5.85)	11 642 (8.14)	2015 (1.41)
CTIN	2486 (15.07)	1652 (10.02)	1835 (11.13)	487 (2.95)
ON	7767 (4.89)	6750 (4.25)	4696 (2.96)	1381 (0.87)
其他	21 849 (11.09)	14 237 (7.23)	29 286 (14.87)	8293 (4.21)
合计	186 871 (18.82)	131 279 (13.22)	167 839 (16.91)	39 833 (4.01)

注：CHD. 冠心病；CKD. 慢性肾脏病；CTIN. 慢性肾小管间质性肾炎；CVD. 心脑血管疾病；DKD. 糖尿病肾病；GN. 肾小球肾炎；HTN. 高血压肾病；ON. 梗阻性肾病；其他. 其他原因导致的 CKD

1. 慢性肾脏病患者的冠心病比例

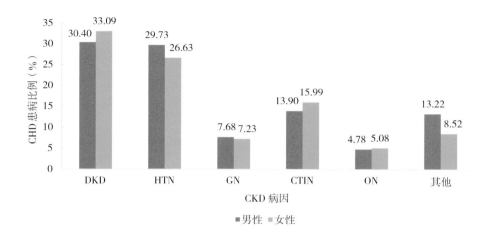

图 2-11　不同病因和性别 CKD 患者的 CHD 比例

注：CHD.冠心病；CKD.慢性肾脏病；CTIN.慢性肾小管间质性肾炎；DKD.糖尿病肾病；GN.肾小球肾炎；HTN.高血压肾病；ON.梗阻性肾病；其他.其他原因导致的 CKD

表 2-11　不同病因和性别 CKD 患者的 CHD 比例 [N（%）]

性别	DKD	HTN	GN	CTIN	ON	其他	合计
男性	47 844 (30.40)	38 963 (29.73)	5932 (7.68)	1007 (13.90)	4711 (4.78)	14 251 (13.22)	112 708 (19.46)
女性	35 638 (33.09)	21 632 (26.63)	4760 (7.23)	1479 (15.99)	3056 (5.08)	7598 (8.52)	74 163 (17.94)
合计	83 482 (31.49)	60 595 (28.54)	10 692 (7.48)	2486 (15.07)	7767 (4.89)	21 849 (11.09)	186 871 (18.82)

注：CHD.冠心病；CKD.慢性肾脏病；CTIN.慢性肾小管间质性肾炎；DKD.糖尿病肾病；GN.肾小球肾炎；HTN.高血压肾病；ON.梗阻性肾病；其他.其他原因导致的 CKD

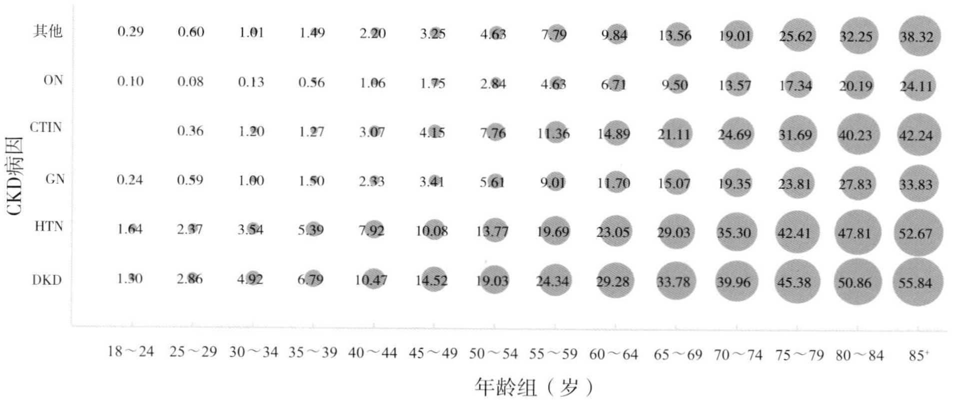

CKD病因														
其他	0.29	0.60	1.01	1.49	2.20	3.25	4.63	7.79	9.84	13.56	19.01	25.62	32.25	38.32
ON	0.10	0.08	0.13	0.56	1.06	1.75	2.84	4.63	6.71	9.50	13.57	17.34	20.19	24.11
CTIN		0.36	1.20	1.27	3.07	4.15	7.76	11.36	14.89	21.11	24.69	31.69	40.23	42.24
GN	0.24	0.59	1.00	1.50	2.33	3.41	5.61	9.01	11.70	15.07	19.35	23.81	27.83	33.83
HTN	1.64	2.37	3.54	5.39	7.92	10.08	13.77	19.69	23.05	29.03	35.30	42.41	47.81	52.67
DKD	1.30	2.86	4.92	6.79	10.47	14.52	19.03	24.34	29.28	33.78	39.96	45.38	50.86	55.84

18~24　25~29　30~34　35~39　40~44　45~49　50~54　55~59　60~64　65~69　70~74　75~79　80~84　85⁺

年龄组（岁）

图 2-12　不同病因和年龄组 CKD 患者的 CHD 比例（%）

注：①圆点大小代表 CHD 的比例；② CHD. 冠心病；CKD. 慢性肾脏病；CTIN. 慢性肾小管间质性肾炎；DKD. 糖尿病肾病；GN. 肾小球肾炎；HTN. 高血压肾病；ON. 梗阻性肾病；其他 . 其他原因导致的 CKD

表 2-12　不同病因和年龄组 CKD 患者的 CHD 比例 [N（%）]

年龄组（岁）	DKD	HTN	GN	CTIN	ON	其他	合计
18～24	10 (1.30)	25 (1.64)	22 (0.24)	0 (0.00)	4 (0.10)	23 (0.29)	84 (0.35)
25～29	50 (2.86)	91 (2.37)	65 (0.59)	2 (0.36)	6 (0.08)	69 (0.60)	283 (0.78)
30～34	140 (4.92)	195 (3.54)	108 (1.00)	8 (1.20)	12 (0.13)	110 (1.01)	573 (1.43)
35～39	314 (6.79)	364 (5.39)	161 (1.50)	9 (1.27)	61 (0.56)	164 (1.49)	1073 (2.40)
40～44	954 (10.47)	792 (7.92)	316 (2.33)	32 (3.07)	160 (1.06)	320 (2.20)	2574 (4.06)
45～49	2486 (14.52)	1411 (10.08)	545 (3.41)	62 (4.15)	354 (1.75)	594 (3.25)	5452 (6.26)
50～54	5687 (19.03)	2484 (13.77)	946 (5.61)	143 (7.76)	672 (2.84)	941 (4.63)	10 873 (9.83)
55～59	7125 (24.34)	3013 (19.69)	1068 (9.01)	181 (11.36)	775 (4.63)	1180 (7.79)	13 342 (14.84)
60～64	11 610 (29.28)	5151 (23.05)	1673 (11.70)	317 (14.89)	1237 (6.71)	1909 (9.84)	21 897 (18.83)
65～69	12 791 (33.78)	6815 (29.03)	1688 (15.07)	395 (21.11)	1312 (9.50)	2275 (13.56)	25 276 (24.07)

续表

年龄组 （岁）	DKD	HTN	GN	CTIN	ON	其他	合计
70～74	12 932 (39.96)	8213 (35.30)	1441 (19.35)	384 (24.69)	1134 (13.57)	2726 (19.01)	26 830 (30.72)
75～79	13 094 (45.38)	11 405 (42.41)	1330 (23.81)	418 (31.69)	1009 (17.34)	3782 (25.62)	31 038 (37.29)
80～84	10 189 (50.86)	11 361 (47.81)	872 (27.83)	350 (40.23)	645 (20.19)	3959 (32.25)	27 376 (43.27)
85⁺	6100 (55.84)	9275 (52.67)	457 (33.83)	185 (42.24)	386 (24.11)	3797 (38.32)	20 200 (48.29)
合计	83 482 (31.49)	60 595 (28.54)	10 692 (7.48)	2486 (15.07)	7767 (4.89)	21 849 (11.09)	186 871 (18.82)

注：CHD.冠心病；CKD.慢性肾脏病；CTIN.慢性肾小管间质性肾炎；DKD.糖尿病肾病；GN.肾小球肾炎；HTN.高血压肾病；ON.梗阻性肾病；其他.其他原因导致的CKD

2.慢性肾脏病患者的脑卒中比例

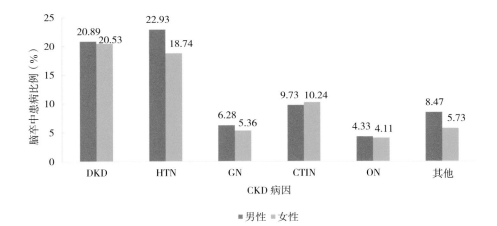

图 2-13　不同病因和性别 CKD 患者的脑卒中比例

注：CKD.慢性肾脏病；CTIN.慢性肾小管间质性肾炎；DKD.糖尿病肾病；GN.肾小球肾炎；HTN.高血压肾病；ON.梗阻性肾病；其他.其他原因导致的CKD

表 2-13　不同病因和性别 CKD 患者的脑卒中比例 ［N（%）］

性别	DKD	HTN	GN	CTIN	ON	其他	合计
男性	32 872 (20.89)	30 056 (22.93)	4848 (6.28)	705 (9.73)	4273 (4.33)	9128 (8.47)	81 882 (14.13)
女性	22 115 (20.53)	15 224 (18.74)	3525 (5.36)	947 (10.24)	2477 (4.11)	5109 (5.73)	49 397 (11.95)
合计	54 987 (20.74)	45 280 (21.33)	8373 (5.85)	1652 (10.02)	6750 (4.25)	14 237 (7.23)	131 279 (13.22)

注：CKD. 慢性肾脏病；CTIN. 慢性肾小管间质性肾炎；DKD. 糖尿病肾病；GN. 肾小球肾炎；HTN. 高血压肾病；ON. 梗阻性肾病；其他 . 其他原因导致的 CKD

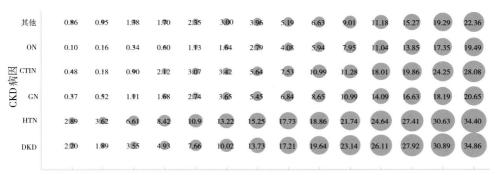

图 2-14　不同病因和年龄组 CKD 患者的脑卒中比例（%）

注：①圆点大小代表脑卒中的比例；②CKD. 慢性肾脏病；CTIN. 慢性肾小管间质性肾炎；DKD. 糖尿病肾病；GN. 肾小球肾炎；HTN. 高血压肾病；ON. 梗阻性肾病；其他 . 其他原因导致的 CKD

表 2-14　不同病因和年龄组 CKD 患者的脑卒中比例 ［N（%）］

年龄组（岁）	DKD	HTN	GN	CTIN	ON	其他	合计
18 ~ 24	17 (2.20)	44 (2.89)	34 (0.37)	2 (0.48)	4 (0.10)	67 (0.86)	168 (0.71)
25 ~ 29	33 (1.89)	139 (3.62)	58 (0.52)	1 (0.18)	12 (0.16)	109 (0.95)	352 (0.97)
30 ~ 34	101 (3.55)	364 (6.61)	120 (1.11)	6 (0.90)	32 (0.34)	151 (1.38)	774 (1.93)
35 ~ 39	228 (4.93)	569 (8.42)	180 (1.68)	15 (2.12)	66 (0.60)	187 (1.70)	1245 (2.78)
40 ~ 44	698 (7.66)	1090 (10.90)	371 (2.74)	32 (3.07)	171 (1.13)	342 (2.35)	2704 (4.26)
45 ~ 49	1716 (10.02)	1850 (13.22)	584 (3.65)	51 (3.42)	332 (1.64)	549 (3.00)	5082 (5.84)

续表

年龄组（岁）	DKD	HTN	GN	CTIN	ON	其他	合计
50～54	4104 (13.73)	2750 (15.25)	920 (5.45)	104 (5.64)	660 (2.79)	805 (3.96)	9343 (8.45)
55～59	5038 (17.21)	2713 (17.73)	811 (6.84)	120 (7.53)	684 (4.08)	787 (5.19)	10 153 (11.29)
60～64	7788 (19.64)	4216 (18.86)	1237 (8.65)	234 (10.99)	1096 (5.94)	1286 (6.63)	15 857 (13.64)
65～69	8764 (23.14)	5104 (21.74)	1 231 (10.99)	211 (11.28)	1 098 (7.95)	1512 (9.01)	17 920 (17.07)
70～74	8449 (26.11)	5733 (24.64)	1049 (14.09)	280 (18.01)	923 (11.04)	1604 (11.18)	18 038 (20.66)
75～79	8055 (27.92)	7371 (27.41)	929 (16.63)	262 (19.86)	806 (13.85)	2254 (15.27)	19 677 (23.64)
80～84	6188 (30.89)	7279 (30.63)	570 (18.19)	211 (24.25)	554 (17.35)	2368 (19.29)	17 170 (27.14)
85⁺	3808 (34.86)	6058 (34.40)	279 (20.65)	123 (28.08)	312 (19.49)	2216 (22.36)	12 796 (30.59)
合计	54 987 (20.74)	45 280 (21.33)	8373 (5.85)	1652 (10.02)	6750 (4.25)	14 237 (7.23)	131 279 (13.22)

注：CKD. 慢性肾脏病；CTIN. 慢性肾小管间质性肾炎；DKD. 糖尿病肾病；GN. 肾小球肾炎；HTN. 高血压肾病；ON. 梗阻性肾病；其他．其他原因导致的CKD

3. 慢性肾脏病患者的心力衰竭比例

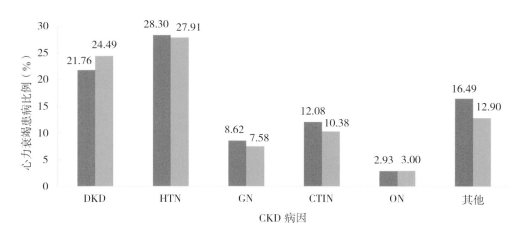

图2-15　不同病因和性别CKD患者的心力衰竭比例

注：CKD. 慢性肾脏病；CTIN. 慢性肾小管间质性肾炎；DKD. 糖尿病肾病；GN. 肾小球肾炎；HTN. 高血压肾病；ON. 梗阻性肾病；其他．其他原因导致的CKD

表 2-15　不同病因和性别 CKD 患者的心力衰竭比例 [N（%）]

性别	DKD	HTN	GN	CTIN	ON	其他	合计
男性	34 237 (21.76)	37 101 (28.30)	6653 (8.62)	875 (12.08)	2891 (2.93)	17 772 (16.49)	99 529 (17.18)
女性	26 374 (24.49)	22 668 (27.91)	4989 (7.58)	960 (10.38)	1805 (3.00)	11 514 (12.90)	68 310 (16.52)
合计	60 611 (22.87)	59 769 (28.15)	11 642 (8.14)	1835 (11.13)	4696 (2.96)	29 286 (14.87)	167 839 (16.91)

注：CKD. 慢性肾脏病；CTIN. 慢性肾小管间质性肾炎；DKD. 糖尿病肾病；GN. 肾小球肾炎；HTN. 高血压肾病；ON. 梗阻性肾病；其他. 其他原因导致的 CKD

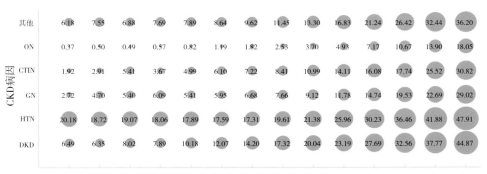

图 2-16　不同病因和年龄组 CKD 患者的心力衰竭比例（%）

注：①圆点大小代表心力衰竭比例；② CKD. 慢性肾脏病；CTIN. 慢性肾小管间质性肾炎；DKD. 糖尿病肾病；GN. 肾小球肾炎；HTN. 高血压肾病；ON. 梗阻性肾病；其他. 其他原因导致的 CKD

表 2-16　不同病因和年龄组 CKD 患者的心力衰竭比例［N（%）］

年龄组（岁）	DKD	HTN	GN	CTIN	ON	其他	合计
18 ～ 24	50 (6.49)	307 (20.18)	248 (2.72)	8 (1.92)	15 (0.37)	484 (6.18)	1112 (4.69)
25 ～ 29	111 (6.35)	719 (18.72)	521 (4.70)	16 (2.91)	37 (0.50)	867 (7.55)	2271 (6.28)
30 ～ 34	228 (8.02)	1050 (19.07)	582 (5.40)	36 (5.41)	46 (0.49)	752 (6.88)	2694 (6.72)
35 ～ 39	365 (7.89)	1220 (18.06)	654 (6.09)	26 (3.67)	62 (0.57)	846 (7.69)	3173 (7.09)
40 ～ 44	928 (10.18)	1789 (17.89)	734 (5.41)	52 (4.99)	124 (0.82)	1148 (7.89)	4775 (7.53)
45 ～ 49	2067 (12.07)	2462 (17.59)	952 (5.95)	91 (6.10)	240 (1.19)	1578 (8.64)	7390 (8.49)
50 ～ 54	4243 (14.20)	3122 (17.31)	1127 (6.68)	133 (7.22)	431 (1.82)	1955 (9.62)	11 011 (9.95)
55 ～ 59	5070 (17.32)	3001 (19.61)	908 (7.66)	134 (8.41)	424 (2.53)	1736 (11.45)	11 273 (12.54)
60 ～ 64	7946 (20.04)	4778 (21.38)	1304 (9.12)	234 (10.99)	683 (3.70)	2581 (13.30)	17 526 (15.07)
65 ～ 69	8780 (23.19)	6094 (25.96)	1320 (11.78)	264 (14.11)	681 (4.93)	2823 (16.83)	19 962 (19.01)
70 ～ 74	8960 (27.69)	7032 (30.23)	1098 (14.74)	250 (16.08)	599 (7.17)	3047 (21.24)	20 986 (24.03)
75 ～ 79	9395 (32.56)	9805 (36.46)	1091 (19.53)	234 (17.74)	621 (10.67)	3900 (26.42)	25 046 (30.09)
80 ～ 84	7566 (37.77)	9953 (41.88)	711 (22.69)	222 (25.52)	444 (13.90)	3982 (32.44)	22 878 (36.16)
85⁺	4902 (44.87)	8437 (47.91)	392 (29.02)	135 (30.82)	289 (18.05)	3587 (36.20)	17 742 (42.41)
合计	60 611 (22.87)	59 769 (28.15)	11 642 (8.14)	1835 (11.13)	4696 (2.96)	29 286 (14.87)	167 839 (16.91)

注：CKD. 慢性肾脏病；CTIN. 慢性肾小管间质性肾炎；DKD. 糖尿病肾病；GN. 肾小球肾炎；HTN. 高血压肾病；ON. 梗阻性肾病；其他 . 其他原因导致的 CKD

4.慢性肾脏病患者的心房颤动比例

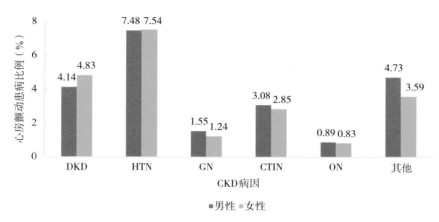

图 2-17 不同病因和性别 CKD 患者的心房颤动比例

注: CKD. 慢性肾脏病; CTIN. 慢性肾小管间质性肾炎; DKD. 糖尿病肾病; GN. 肾小球肾炎; HTN. 高血压肾病; ON. 梗阻性肾病; 其他. 其他原因导致的 CKD

表 2-17 不同病因和性别 CKD 患者的心房颤动比例 [N（%）]

性别	DKD	HTN	GN	CTIN	ON	其他	合计
男性	6516 (4.14)	9810 (7.48)	1200 (1.55)	223 (3.08)	879 (0.89)	5094 (4.73)	23 722 (4.09)
女性	5203 (4.83)	6128 (7.54)	815 (1.24)	264 (2.85)	502 (0.83)	3199 (3.59)	16 111 (3.90)
合计	11 719 (4.42)	15 938 (7.51)	2015 (1.41)	487 (2.95)	1381 (0.87)	8293 (4.21)	39 833 (4.01)

注: CKD. 慢性肾脏病; CTIN. 慢性肾小管间质性肾炎; DKD. 糖尿病肾病; GN. 肾小球肾炎; HTN. 高血压肾病; ON. 梗阻性肾病; 其他. 其他原因导致的 CKD

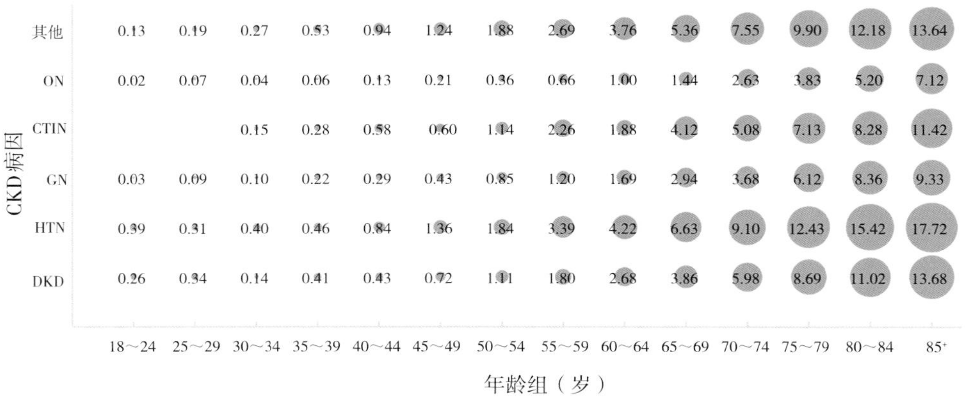

CKD病因	18~24	25~29	30~34	35~39	40~44	45~49	50~54	55~59	60~64	65~69	70~74	75~79	80~84	85⁺
其他	0.13	0.19	0.27	0.53	0.94	1.24	1.88	2.69	3.76	5.36	7.55	9.90	12.18	13.64
ON	0.02	0.07	0.04	0.06	0.13	0.21	0.36	0.66	1.00	1.44	2.63	3.83	5.20	7.12
CTIN			0.15	0.28	0.58	0.60	1.14	2.26	1.88	4.12	5.08	7.13	8.28	11.42
GN	0.03	0.09	0.10	0.22	0.29	0.43	0.85	1.20	1.69	2.94	3.68	6.12	8.36	9.33
HTN	0.39	0.31	0.40	0.46	0.84	1.36	1.84	3.39	4.22	6.63	9.10	12.43	15.42	17.72
DKD	0.26	0.34	0.14	0.41	0.43	0.72	1.11	1.80	2.68	3.86	5.98	8.69	11.02	13.68

年龄组（岁）

图 2-18 不同病因和年龄组 CKD 患者的心房颤动比例（%）

注：①圆点大小代表心房颤动比例；② CKD.慢性肾脏病；CTIN.慢性肾小管间质性肾炎；DKD.糖尿病肾病；GN.肾小球肾炎；HTN.高血压肾病；ON.梗阻性肾病；其他.其他原因导致的 CKD

表 2-18 不同病因和年龄组 CKD 患者的心房颤动比例［N（%）］

年龄组（岁）	DKD	HTN	GN	CTIN	ON	其他	合计
18 ~ 24	2 (0.26)	6 (0.39)	3 (0.03)	0 (0.00)	1 (0.02)	10 (0.13)	22 (0.09)
25 ~ 29	6 (0.34)	12 (0.31)	10 (0.09)	0 (0.00)	5 (0.07)	22 (0.19)	55 (0.15)
30 ~ 34	4 (0.14)	22 (0.40)	11 (0.10)	1 (0.15)	4 (0.04)	30 (0.27)	72 (0.18)
35 ~ 39	19 (0.41)	31 (0.46)	24 (0.22)	2 (0.28)	7 (0.06)	58 (0.53)	141 (0.32)
40 ~ 44	39 (0.43)	84 (0.84)	40 (0.29)	6 (0.58)	19 (0.13)	137 (0.94)	325 (0.51)
45 ~ 49	123 (0.72)	190 (1.36)	68 (0.43)	9 (0.60)	43 (0.21)	227 (1.24)	660 (0.76)
50 ~ 54	331 (1.11)	331 (1.84)	143 (0.85)	21 (1.14)	85 (0.36)	382 (1.88)	1293 (1.17)
55 ~ 59	526 (1.80)	519 (3.39)	142 (1.20)	36 (2.26)	110 (0.66)	407 (2.69)	1740 (1.93)
60 ~ 64	1064 (2.68)	943 (4.22)	241 (1.69)	40 (1.88)	185 (1.00)	729 (3.76)	3202 (2.75)
65 ~ 69	1462 (3.86)	1557 (6.63)	329 (2.94)	77 (4.12)	199 (1.44)	899 (5.36)	4523 (4.31)

续表

年龄组（岁）	DKD	HTN	GN	CTIN	ON	其他	合计
70 ～ 74	1935 (5.98)	2117 (9.10)	274 (3.68)	79 (5.08)	220 (2.63)	1083 (7.55)	5708 (6.54)
75 ～ 79	2507 (8.69)	3342 (12.43)	342 (6.12)	94 (7.13)	223 (3.83)	1462 (9.90)	7970 (9.58)
80 ～ 84	2207 (11.02)	3664 (15.42)	262 (8.36)	72 (8.28)	166 (5.20)	1495 (12.18)	7866 (12.43)
85[+]	1494 (13.68)	3120 (17.72)	126 (9.33)	50 (11.42)	114 (7.12)	1352 (13.64)	6256 (14.95)
合计	11 719 (4.42)	15 938 (7.51)	2015 (1.41)	487 (2.95)	1381 (0.87)	8293 (4.21)	39 833 (4.01)

注：CKD. 慢性肾脏病；CTIN. 慢性肾小管间质性肾炎；DKD. 糖尿病肾病；GN. 肾小球肾炎；HTN. 高血压肾病；ON. 梗阻性肾病；其他. 其他原因导致的 CKD

三、不同人群的心血管手术比较

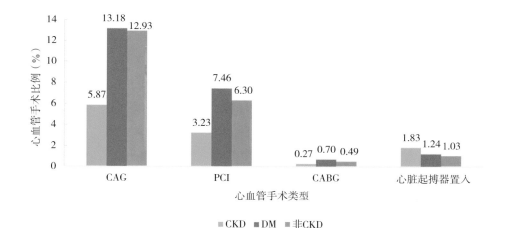

图 2-19　不同人群的心血管手术比较

注：CABG. 冠状动脉旁路移植术；CAG. 冠状动脉造影；CKD. 慢性肾脏病；DM. 糖尿病；PCI. 经皮冠状动脉介入术

表 2-19 不同人群心血管手术比较［N（％）］

患者分组	CAG	PCI	CABG	心脏起搏器置入
CKD	20 132 (5.87)	11 090 (3.23)	916 (0.27)	6265 (1.83)
DM	120 445 (13.18)	68 114 (7.46)	6377 (0.70)	11 304 (1.24)
非CKD	513 092 (12.93)	249 898 (6.30)	19 617 (0.49)	41 016 (1.03)

注：CABG.冠状动脉旁路移植术；CAG.冠状动脉造影；CKD.慢性肾脏病；DM.糖尿病；PCI.经皮冠状动脉介入术

1. 心血管手术：CAG

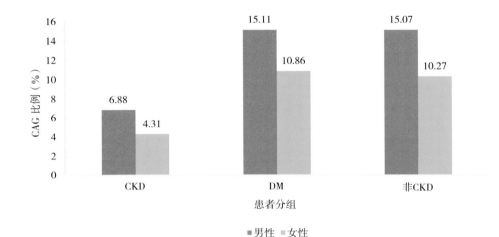

图 2-20 不同性别的 CAG 比例

注：CAG.冠状动脉造影；CKD.慢性肾脏病；DM.糖尿病

表 2-20 不同性别的 CAG 比例［N（％）］

性别	CKD	DM	非CKD
男性	14 296 (6.88)	75 400 (15.11)	331 353 (15.07)
女性	5836 (4.31)	45 045 (10.86)	181 739 (10.27)
合计	20 132 (5.87)	120 445 (13.18)	513 092 (12.93)

注：CAG.冠状动脉造影；CKD.慢性肾脏病；DM.糖尿病

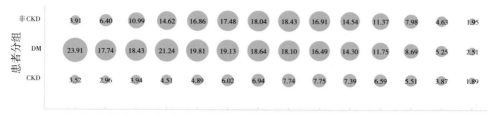

图 2-21　不同年龄组的 CAG 比例（%）

注：①圆点大小代表 CAG 比例；② CAG. 冠状动脉造影；CKD. 慢性肾脏病；DM. 糖尿病

表 2-21　不同年龄组的 CAG 比例［N（%）］

年龄组（岁）	CKD	DM	非 CKD
18 ～ 24	46 (3.52)	71 (23.91)	334 (3.91)
25 ～ 29	81 (2.96)	127 (17.74)	988 (6.40)
30 ～ 34	145 (3.94)	362 (18.43)	2689 (10.99)
35 ～ 39	220 (4.51)	1025 (21.24)	6449 (14.62)
40 ～ 44	417 (4.89)	2750 (19.81)	17 290 (16.86)
45 ～ 49	892 (6.02)	6474 (19.13)	35 815 (17.48)
50 ～ 54	1731 (6.94)	14 309 (18.64)	65 913 (18.04)
55 ～ 59	2059 (7.74)	17 027 (18.10)	73 420 (18.43)
60 ～ 64	3183 (7.75)	23 944 (16.49)	101 662 (16.91)
65 ～ 69	3362 (7.39)	21 758 (14.30)	86 406 (14.54)
70 ～ 74	3007 (6.59)	16 364 (11.75)	61 301 (11.37)
75 ～ 79	2756 (5.51)	10 775 (8.69)	40 114 (7.98)
80 ～ 84	1654 (3.87)	4375 (5.25)	16 638 (4.63)
85⁺	579 (1.89)	1084 (2.51)	4073 (1.95)
合计	20 132 (5.87)	120 445 (13.18)	513 092 (12.93)

注：CAG. 冠状动脉造影；CKD. 慢性肾脏病；DM. 糖尿病

2. 心血管手术：PCI

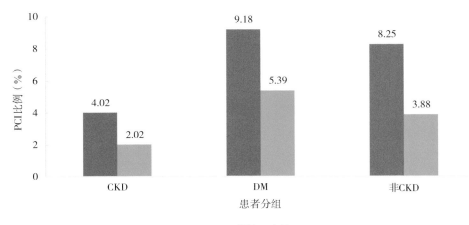

图 2-22 不同性别的 PCI 比例

注：CKD. 慢性肾脏病；DM. 糖尿病；PCI. 经皮冠状动脉介入术

表 2-22 同性别的 PCI 比例［N（%）］

性别	CKD	DM	非CKD
男性	8361 (4.02)	45 785 (9.18)	181 270 (8.25)
女性	2729 (2.02)	22 329 (5.39)	68 628 (3.88)
合计	11 090 (3.23)	68 114 (7.46)	249 898 (6.30)

注：CKD. 慢性肾脏病；DM. 糖尿病；PCI. 经皮冠状动脉介入术

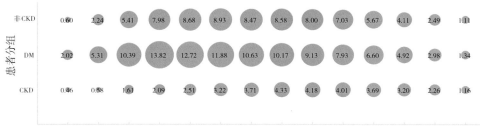

图 2-23 不同年龄组的 PCI 比例（%）

注：①圆点大小代表 PCI 比例；② CKD. 慢性肾脏病；DM. 糖尿病；PCI. 经皮冠状动脉介入术

表 2-23 不同年龄组的 PCI 比例 [N (%)]

年龄组（岁）	CKD	DM	非 CKD
18 ~ 24	6 (0.46)	6 (2.02)	51 (0.60)
25 ~ 29	16 (0.58)	38 (5.31)	346 (2.24)
30 ~ 34	59 (1.61)	204 (10.39)	1323 (5.41)
35 ~ 39	102 (2.09)	667 (13.82)	3522 (7.98)
40 ~ 44	214 (2.51)	1766 (12.72)	8901 (8.68)
45 ~ 49	477 (3.22)	4021 (11.88)	18 283 (8.93)
50 ~ 54	924 (3.71)	8158 (10.63)	30 943 (8.47)
55 ~ 59	1151 (4.33)	9567 (10.17)	34 181 (8.58)
60 ~ 64	1714 (4.18)	13 267 (9.13)	48 071 (8.00)
65 ~ 69	1822 (4.01)	12 062 (7.93)	41 791 (7.03)
70 ~ 74	1682 (3.69)	9193 (6.60)	30 578 (5.67)
75 ~ 79	1601 (3.20)	6106 (4.92)	20 646 (4.11)
80 ~ 84	966 (2.26)	2480 (2.98)	8943 (2.49)
85[+]	356 (1.16)	579 (1.34)	2319 (1.11)
合计	11 090 (3.23)	68 114 (7.46)	249 898 (6.30)

注：CKD. 慢性肾脏病；DM. 糖尿病；PCI. 经皮冠状动脉介入术

3. 心血管手术：CABG

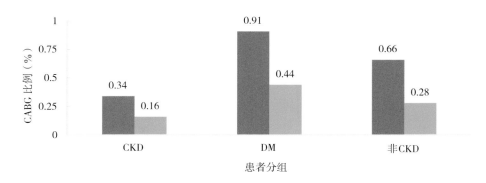

图 2-24 不同性别的 CABG 比例

注：CABG. 冠状动脉旁路移植术；CKD. 慢性肾脏病；DM. 糖尿病

表 2-24　不同性别的 CABG 比例［N（%）］

性别	CKD	DM	非 CKD
男性	701（0.34）	4537（0.91）	14 611（0.66）
女性	215（0.16）	1840（0.44）	5006（0.28）
合计	916（0.27）	6377（0.70）	19 617（0.49）

注：CABG. 冠状动脉旁路移植术；CKD. 慢性肾脏病；DM. 糖尿病

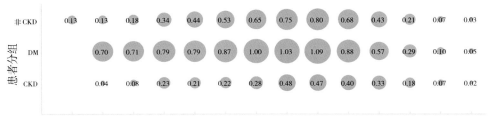

图 2-25　不同年龄组的 CABG 比例（%）

注：①圆点大小代表 CABG 比例；② CABG. 冠状动脉旁路移植术；CKD. 慢性肾脏病；DM. 糖尿病

表 2-25　不同年龄组的 CABG 比例［N（%）］

年龄组（岁）	CKD	DM	非 CKD
18 ~ 24	0（0.00）	0（0.00）	11（0.13）
25 ~ 29	1（0.04）	5（0.70）	20（0.13）
30 ~ 34	3（0.08）	14（0.71）	44（0.18）
35 ~ 39	11（0.23）	38（0.79）	152（0.34）
40 ~ 44	18（0.21）	110（0.79）	453（0.44）
45 ~ 49	32（0.22）	295（0.87）	1092（0.53）
50 ~ 54	71（0.28）	767（1.00）	2371（0.65）
55 ~ 59	128（0.48）	968（1.03）	2987（0.75）
60 ~ 64	193（0.47）	1585（1.09）	4791（0.80）
65 ~ 69	183（0.40）	1346（0.88）	4027（0.68）
70 ~ 74	149（0.33）	788（0.57）	2308（0.43）
75 ~ 79	89（0.18）	358（0.29）	1036（0.21）
80 ~ 84	31（0.07）	82（0.10）	253（0.07）
85+	7（0.02）	21（0.05）	72（0.03）
合计	916（0.27）	6377（0.70）	19 617（0.49）

注：CABG. 冠状动脉旁路移植术；CKD. 慢性肾脏病；DM. 糖尿病

4. 心血管手术：心脏起搏器置入

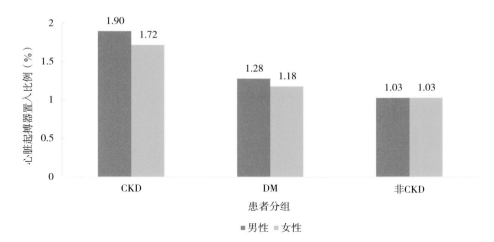

图 2-26　不同性别的心脏起搏器置入比例

注：CKD. 慢性肾脏病；DM. 糖尿病

表 2-26　不同性别的心脏起搏器置入比例 ［N（%）］

性别	CKD	DM	非 CKD
男性	3940 (1.90)	6400 (1.28)	22 696 (1.03)
女性	2325 (1.72)	4904 (1.18)	18 320 (1.03)
合计	6265 (1.83)	11 304 (1.24)	41 016 (1.03)

注：CKD. 慢性肾脏病；DM. 糖尿病

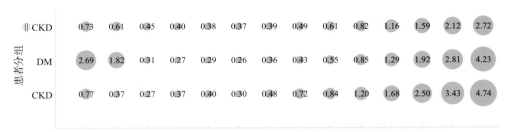

图 2-27　不同年龄组的心脏起搏器置入比例（%）

注：①圆点大小代表心脏起搏器置入比例；② CKD. 慢性肾脏病；DM. 糖尿病

表 2-27　不同年龄组的心脏起搏器置入比例 [N（%）]

年龄组（岁）	CKD	DM	非CKD
18 ~ 24	10（0.77）	8（2.69）	62（0.73）
25 ~ 29	10（0.37）	13（1.82）	94（0.61）
30 ~ 34	10（0.27）	6（0.31）	111（0.45）
35 ~ 39	18（0.37）	13（0.27）	178（0.40）
40 ~ 44	34（0.40）	40（0.29）	392（0.38）
45 ~ 49	45（0.30）	88（0.26）	750（0.37）
50 ~ 54	119（0.48）	279（0.36）	1436（0.39）
55 ~ 59	191（0.72）	407（0.43）	1965（0.49）
60 ~ 64	346（0.84）	804（0.55）	3651（0.61）
65 ~ 69	546（1.20）	1295（0.85）	4849（0.82）
70 ~ 74	765（1.68）	1792（1.29）	6236（1.16）
75 ~ 79	1252（2.50）	2387（1.92）	8012（1.59）
80 ~ 84	1466（3.43）	2343（2.81）	7596（2.12）
85ˉ	1453（4.74）	1829（4.23）	5684（2.72）
合计	6265（1.83）	11 304（1.24）	41 016（1.03）

注：CKD.慢性肾脏病；DM.糖尿病

四、慢性肾脏病患者的心血管手术比例

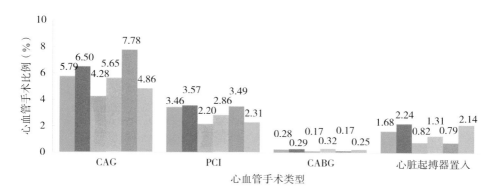

图 2-28　不同病因 CKD 患者的心血管手术类别比较

注：CABG.冠状动脉旁路移植术；CAG.冠状动脉造影术；CKD.慢性肾脏病；CTIN.慢性肾小管间质肾炎；DKD.糖尿病肾病；GN.肾小球肾炎；HTN.高血压肾病；ON.梗阻性肾炎；其他.其他原因导致的 CKD；PCI.经皮冠状动脉介入术

表 2-28 不同病因 CKD 患者的心血管手术类别比较 [N（％）]

病因	CAG	PCI	CABG	心脏起搏器置入	合计
DKD	7805（5.79）	4665（3.46）	381（0.28）	2270（1.68）	15 121（2.80）
HTN	7372（6.50）	4054（3.57）	326（0.29）	2546（2.24）	14 298（3.15）
GN	1061（4.28）	546（2.20）	42（0.17）	202（0.82）	1851（1.87）
CTIN	251（5.65）	127（2.86）	14（0.32）	58（1.31）	450（2.53）
ON	1223（7.78）	549（3.49）	27（0.17）	124（0.79）	1923（3.06）
其他	2420（4.86）	1149（2.31）	126（0.25）	1065（2.14）	4760（2.39）
合计	20 132（5.87）	11 090（3.23）	916（0.27）	6265（1.83）	38 403（2.80）

注：CABG. 冠状动脉旁路移植术；CAG. 冠状动脉造影术；CKD. 慢性肾脏病；CTIN. 慢性肾小管间质肾炎；DKD. 糖尿病肾病；GN. 肾小球肾炎；HTN. 高血压肾病；ON. 梗阻性肾炎；其他 . 其他原因导致的 CKD；PCI. 经皮冠状动脉介入术

（高碧霞 杨 超 王怀玉 邓心朱 刘丽丽

江一方 苏在明 甘蓝霞 史 赢 王海波）

参考文献

[1] Haynes R, Zhu D, Judge PK, et al. Chronic kidney disease, heart failure and neprilysin inhibition.Nephrol Dial Transplant, 2020, 35（4）: 558-564.

[2] Zhang LX, Zhao MH, Zuo L, et al. China Kidney Disease Network（CK-NET）2015 Annual Data Report. Kidney Int Suppl, 2019, 9（1）: e1-e81.

第 3 章

慢性肾脏病住院患者的医疗资源利用情况

医疗花费和住院时长（length-of-stay，LOS）是反映医疗资源利用情况的核心要素，对于医疗资源配置和政府相关部门决策至关重要。本章重点介绍了慢性肾脏病（chronic kidney disease，CKD）住院患者的医疗费用支出和 LOC。由于医疗费用和 LOS 的数据呈现偏态分布，本章结果采用中位数和四分位间距（interquartile range，IQR）表示，同时也提供均数和标准差的结果。为评估整体的疾病负担，CKD 和糖尿病两个人群之间的比较是基于其背后的总体患病人群，即两组人群存在患者重合的情况。

结果显示，2016 年数据库中所有 CKD 住院患者的总医疗费用支出为 276.46 亿元，占所有住院患者整体费用的 6.50%，而 CKD 患者人数仅占住院总人数的 4.86%（表 3-1）。与其他合并症相比，合并心力衰竭的 CKD 患者医疗花费更高，为 44 419 元 /（人·年）（per person per year，PPPY）（表 3-1）。

2016 年 CKD 住院患者医疗费用的中位数为 15 405（IQR：8435 ~ 29 542）元，高于 2015 年的 14 965（IQR：8302 ~ 28 282）元[1]。同时，CKD 患者的中位医疗费用要高于糖尿病患者［13 868（IQR：7779 ~ 25 688）元］和非 CKD 患者［11 182（IQR：5916 ~ 18 922）元］（图 3-1，表 3-2）。这一趋势在不同年龄、性别及不同医保类型的亚组人群分析中一致（图 3-1 ~ 图 3-3；表 3-2 ~ 表 3-7）。在不同性别和医保类型的亚组中，CKD 患者的医疗费用没有明显差别（图 3-1，图 3-2，表 3-2 ~ 表 3-5）；但是随着年龄的增长，医疗费用呈上升趋势。

CKD 住院患者的 LOS 平均数为 20.33（标准差：31.65）天、中位数为 13

（IQR：8 ～ 22）天，要高于糖尿病患者［11（IQR：7 ～ 18）天］和非 CKD 患者［8（IQR：5 ～ 14）天］（图 3-4，表 3-8 ～表 3-10）。这一趋势在不同年龄、性别以及不同医保类型的亚组人群分析中依然存在（图 3-4 ～图 3-6；表 3-9 ～表 3-14），85 岁及 85 岁以上患者的 LOS 最长（图 3-6，表 3-13，表 3-14）。

一、医疗费用

表 3-1　CKD、DM 及 HF 患者的人数及医疗费用

患者分组	HQMS 人数	整体费用（百万元）	PPPY（元）	人数比例（%）	费用比例（%）
全部患者	20 444 645	425 184	20 797	100.00	100.00
患有 HF 或 CKD 或 DM	3 450 824	94 034	27 250	16.88	22.12
仅患有 CKD	595 833	14 603	24 508	2.91	3.43
仅患有 DM	1 465 828	34 252	23 367	7.17	8.06
仅患有 HF	792 903	24 836	31 323	3.88	5.84
仅患有 CKD 和 DM	229 055	5588	24 397	1.12	1.31
仅患有 CKD 和 HF	101 898	4332	42 514	0.50	1.02
仅患有 DM 和 HF	199 366	7300	36 618	0.98	1.72
患有 CKD 和 HF 和 DM	65 941	3123	47 363	0.32	0.73
未患有 HF 或 CKD 或 DM	16 993 821	331 150	19 486	83.12	77.88
全部 CKD 患者	992 727	27 646	27 849	4.86	6.50
全部 DM 患者	1 960 190	50 263	25 642	9.59	11.82
全部 HF 患者	1 160 108	39 591	34 127	5.67	9.31
患有 CKD 和 DM	294 996	8711	29 531	1.44	2.05
患有 CKD 和 HF	167 839	7455	44 419	0.82	1.75
患有 DM 和 HF	265 307	10 424	39 289	1.30	2.45

注：CKD. 慢性肾脏病；DM. 糖尿病；HF. 心力衰竭；HQMS. 医院质量监测系统；PPPY. 每人每年

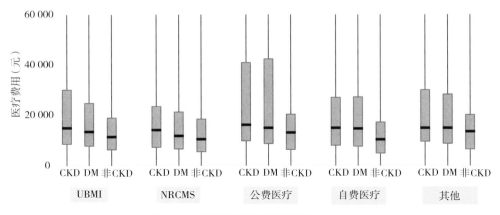

图 3-1　不同医保类型的医疗费用支出

注：① Y 轴仅显示至 1.5×Q3；② CKD. 慢性肾脏病；DM. 糖尿病；NRCMS. 新型农村合作医疗；UBMI. 城镇基本医疗保险

表 3-2　不同医保类型的医疗费用支出 [中位数（Q1 ～ Q3）]

单位：元

医保类型	CKD	DM	非 CKD
UBMI	15 405（8701 ～ 30 810）	13 720（7941 ～ 25 355）	11 449（6355 ～ 19 210）
NRCMS	14 654（7503 ～ 24 548）	12 242（6764 ～ 21 890）	10 764（5653 ～ 18 730）
公费医疗	15 992（9179 ～ 40 978）	15 405（7986 ～ 37 172）	11 848（5713 ～ 19 188）
自费医疗	15 405（8057 ～ 28 976）	15 088（7697 ～ 28 761）	10 189（4905 ～ 17 277）
其他	15 405（9401 ～ 30 859）	15 405（8560 ～ 28 774）	12 368（6330 ～ 20 703）
合计	15 405（8435 ～ 29 542）	13 868（7779 ～ 25 688）	11 182（5916 ～ 18 922）

注：CKD. 慢性肾脏病；DM. 糖尿病；NRCMS. 新型农村合作医疗；UBMI. 城镇基本医疗保险

表 3-3　不同医保类型的医疗费用支出 [平均数（标准差）]

单位：元

UBMI	28 571（45 728）	25 252（39 809）	20 802（33 334）
NRCMS	22 014（31 083）	21 502（30 955）	19 451（28 227）
公费医疗	51 889（120 882）	44 053（105 654）	24 138（58 256）
自费医疗	28 185（52 990）	27 822（49 905）	19 377（33 696）
其他	31 213（54 743）	28 422（48 907）	21 965（35 731）
合计	27 849（48 004）	25 642（43 183）	20 437（33 295）

注：CKD. 慢性肾脏病；DM. 糖尿病；NRCMS. 新型农村合作医疗；UBMI. 城镇基本医疗保险

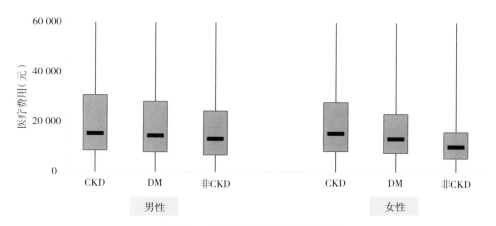

图 3-2　不同性别的医疗费用支出

注：① Y 轴仅显示至 1.5×Q3；② CKD. 慢性肾脏病；DM. 糖尿病

表 3-4　不同性别的医疗费用支出 [中位数（Q1 ～ Q3 ）]

单位：元

性别	CKD	DM	非 CKD
男性	15 405（8576 ～ 30 810）	14 499（7958 ～ 28 180）	13 245（6727 ～ 24 330）
女性	15 405（8243 ～ 27 911）	13 185（7576 ～ 23 237）	9967（5388 ～ 15 813）
合计	15 405（8435 ～ 29 542）	13 868（7779 ～ 25 688）	11 182（5916 ～ 18 922）

注：CKD. 慢性肾脏病；DM. 糖尿病

表 3-5　不同性别的医疗费用支出 [平均数（标准差 ）]

单位：元

性别	CKD	DM	非 CKD
男性	29 364（52 231）	27 659（47 974）	24 242（39 111）
女性	25 726（41 267）	23 227（36 485）	17 502（27 638）
合计	27 849（48 004）	25 642（43 183）	20 437（33 295）

注：CKD. 慢性肾脏病；DM. 糖尿病

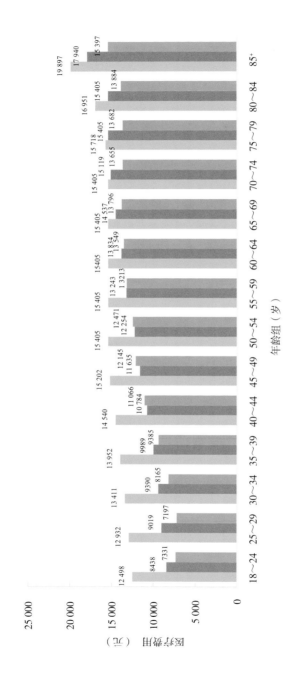

图 3-3　不同年龄组的医疗费用支出（中位数）

注：CKD. 慢性肾脏病；DM. 糖尿病

表 3-6 不同年龄组的医疗费用支出 [中位数（Q1 ～ Q3）]

单位：元

年龄组（岁）	CKD	DM	非 CKD
18 ～ 24	12 498（6418 ～ 21 184）	8438（5171 ～ 15 405）	7331（3779 ～ 15 405）
25 ～ 29	12 932（6533 ～ 22 383）	9019（5566 ～ 15 405）	7197（4013 ～ 14 584）
30 ～ 34	13 411（6822 ～ 22 739）	9390（5828 ～ 15 405）	8165（4393 ～ 15 405）
35 ～ 39	13 952（7067 ～ 23 331）	9989（6149 ～ 16 084）	9385（4991 ～ 15 405）
40 ～ 44	14 540（7325 ～ 24 503）	10 784（6522 ～ 17 754）	11 066（5712 ～ 17 906）
45 ～ 49	15 202（7715 ～ 25 585）	11 635（6830 ～ 19 825）	12 145（6158 ～ 20 662）
50 ～ 54	15 405（8093 ～ 27 107）	12 254（7172 ～ 21 548）	12 471（6433 ～ 22 401）
55 ～ 59	15 405（8617 ～ 29 298）	13 243（7605 ～ 24 582）	13 213（6873 ～ 24 986）
60 ～ 64	15 405（8805 ～ 30 429）	13 834（7868 ～ 26 143）	13 549（7049 ～ 26 016）
65 ～ 69	15 405（9088 ～ 30 810）	14 537（8141 ～ 27 466）	13 796（7217 ～ 25 943）
70 ～ 74	15 405（9237 ～ 31 476）	15 119（8391 ～ 28 071）	13 655（7258 ～ 24 442）
75 ～ 79	15 718（9524 ～ 33 215）	15 405（8659 ～ 29 178）	13 682（7332 ～ 23 440）
80 ～ 84	16 951（9940 ～ 36 348）	15 405（9080 ～ 30 810）	13 884（7376 ～ 23 805）
85+	19 897（10 866 ～ 46 114）	17 940（10 375 ～ 42 786）	15 397（7643 ～ 27 911）
合计	15 405（8435 ～ 29 542）	13 868（7779 ～ 25 688）	11 182（5916 ～ 18 922）

注：CKD. 慢性肾脏病；DM. 糖尿病

表 3-7 不同年龄组的医疗费用支出 [平均数（标准差）]

单位：元

年龄组（岁）	CKD	DM	非 CKD
18 ～ 24	21 832（43 991）	17 310（45 222）	12 989（25 672）
25 ～ 29	22 591（50 116）	16 984（59 430）	11 439（20 395）
30 ～ 34	22 468（39 758）	17 565（38 731）	13 083（23 231）
35 ～ 39	23 088（38 987）	18 314（33 121）	15 942（27 348）
40 ～ 44	23 515（39 688）	19 748（34 015）	19 401（31 552）
45 ～ 49	24 118（38 872）	21 251（34 244）	21 535（33 278）
50 ～ 54	25 107（38 859）	22 681（35 411）	22 773（34 241）
55 ～ 59	26 817（40 873）	24 658（36 627）	24 346（35 324）
60 ～ 64	27 532（40 635）	25 609（37 611）	24 750（35 151）
65 ～ 69	28 409（41 269）	26 161（37 637）	24 551（34 574）

续表

年龄组（岁）	CKD	DM	非 CKD
70 ~ 74	29 263 (42 277)	26 212 (37 190)	23 430 (33 269)
75 ~ 79	30 651 (45 385)	26 787 (39 491)	22 588 (32 921)
80 ~ 84	34 585 (61 972)	30 458 (56 928)	23 177 (40 641)
85¹	50 623 (108 954)	48 777 (112 238)	29 728 (70 956)
合计	27 849 (48 004)	25 642 (43 183)	20 437 (33 295)

注：CKD. 慢性肾脏病；DM. 糖尿病

二、住院时间

表 3-8　CKD、DM 及 HF 患者的人数及住院时间

患者分组	HQMS 人数	整体 LOS（千日）	PPPY（日）	人数比例（%）	LOS 比例（%）
全部患者	20 444 645	274 232	13.41	100.00	100.00
患有 HF 或 CKD 或 DM	3 450 824	60 829	17.63	16.88	22.18
仅患有 CKD	595 833	10 659	17.89	2.91	3.89
仅患有 DM	1 465 828	23 414	15.97	7.17	8.54
仅患有 HF	792 903	13 254	16.72	3.88	4.83
仅患有 CKD 和 DM	229 055	4488	19.59	1.12	1.64
仅患有 CKD 和 HF	101 898	2917	28.63	0.50	1.06
仅患有 DM 和 HF	199 366	3976	19.94	0.98	1.45
患有 CKD 和 HF 和 DM	65 941	2121	32.16	0.32	0.77
未患有 CKD 或 HF 或 DM	16 993 821	213 402	12.56	83.12	77.82
全部 CKD 患者	992 727	20 185	20.33	4.86	7.36
全部 DM 患者	1 960 190	33 999	17.34	9.59	12.40
全部 HF 患者	1 160 108	22 268	19.19	5.67	8.12
患有 CKD 和 DM	294 996	6609	22.40	1.44	2.41
患有 CKD 和 HF	167 839	5038	30.02	0.82	1.84
患有 DM 和 HF	265 307	6097	22.98	1.30	2.22

注：CKD. 慢性肾脏病；DM. 糖尿病；HF. 心力衰竭；HQMS. 医院质量监测系统；LOS. 住院时间；PPPY. 每人每年

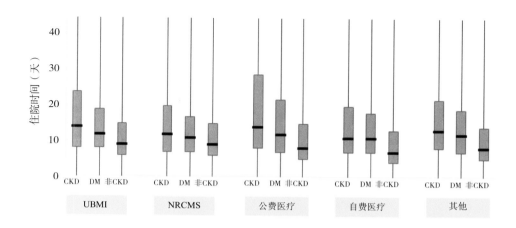

图 3-4　不同医保类型患者的住院时间

注：① Y 轴仅显示至 1.5×Q3；② CKD.慢性肾脏病；DM.糖尿病；NRCMS.新型农村合作医疗；UBMI.城镇基本医疗保险

表 3-9　不同医保类型患者的住院时间 [中位数（Q1 ～ Q3）]

单位：天

医保类型	CKD	DM	非 CKD
UBMI	13（8 ～ 23）	11（8 ～ 18）	9（5 ～ 14）
NRCMS	12（7 ～ 20）	10（7 ～ 16）	9（5 ～ 14）
公费医疗	14（8 ～ 29）	12（8 ～ 24）	8（5 ～ 15）
自费医疗	11（7 ～ 20）	10（7 ～ 17）	7（4 ～ 12）
其他	13（8 ～ 22）	12（7 ～ 19）	8（5 ～ 14）
合计	13（8 ～ 22）	11（7 ～ 18）	8（5 ～ 14）

注：CKD.慢性肾脏病；DM.糖尿病；NRCMS.新型农村合作医疗；UBMI.城镇基本医疗保险

表 3-10　不同医保类型患者的住院时间 [平均数（标准差）]

单位：天

医保类型	CKD	DM	非 CKD
UBMI	21.28（31.44）	17.56（25.28）	13.58（21.05）
NRCMS	17.64（25.89）	14.89（17.80）	13.28（17.61）
公费医疗	35.49（66.81）	29.86（58.90）	16.79（36.14）

续表

医保类型	CKD	DM	非 CKD
自费医疗	18.15（31.31）	16.47（27.31）	11.18（18.31）
其他	21.12（32.80）	18.37（28.97）	13.33（20.87）
合计	20.33（31.65）	17.34（26.07）	13.06（20.20）

注：CKD. 慢性肾脏病；DM. 糖尿病；NRCMS. 新型农村合作医疗；UBMI. 城镇基本医疗保险

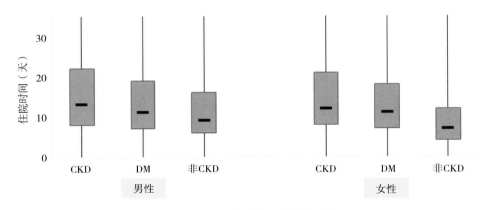

图 3-5　不同性别患者的住院时间

注：CKD. 慢性肾脏病；DM. 糖尿病

表 3-11　不同性别患者的住院时间 [中位数（Q1 ~ Q3）]

单位：天

性别	CKD	DM	非 CKD
男性	13（8 ~ 22）	11（7 ~ 19）	9（6 ~ 16）
女性	12（8 ~ 21）	11（7 ~ 18）	7（4 ~ 12）
合计	13（8 ~ 22）	11（7 ~ 18）	8（5 ~ 14）

注：CKD. 慢性肾脏病；DM. 糖尿病

表 3-12　不同性别患者的住院时间 [平均数（标准差）]

单位：天

性别	CKD	DM	非 CKD
男性	20.86（33.18）	18.07（27.94）	15.12（23.23）
女性	19.59（29.35）	16.48（23.60）	11.47（17.34）
合计	20.33（31.65）	17.34（26.07）	13.06（20.20）

注：CKD. 慢性肾脏病；DM. 糖尿病

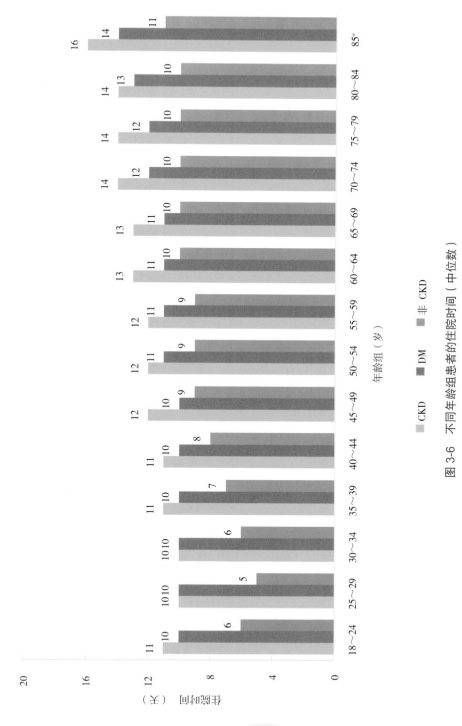

图 3-6　不同年龄组患者的住院时间（中位数）

注：CKD. 慢性肾脏病；DM. 糖尿病

表 3-13　不同年龄组患者的住院时间 [中位数（Q1 ～ Q3 ）]

单位：天

年龄组（岁）	CKD	DM	非 CKD
18 ～ 24	11（7 ～ 19）	10（7 ～ 14）	6（4 ～ 10）
25 ～ 29	10（6 ～ 18）	10（7 ～ 15）	5（4 ～ 8）
30 ～ 34	10（6 ～ 18）	10（7 ～ 15）	6（4 ～ 9）
35 ～ 39	11（7 ～ 18）	10（7 ～ 15）	7（4 ～ 11）
40 ～ 44	11（7 ～ 19）	10（7 ～ 16）	8（5 ～ 13）
45 ～ 49	12（7 ～ 19）	10（7 ～ 16）	9（5 ～ 15）
50 ～ 54	12（7 ～ 20）	11（7 ～ 16）	9（6 ～ 15）
55 ～ 59	12（8 ～ 21）	11（7 ～ 17）	9（6 ～ 16）
60 ～ 64	13（8 ～ 22）	11（7 ～ 18）	10（6 ～ 16）
65 ～ 69	13（8 ～ 23）	11（7 ～ 18）	10（6 ～ 16）
70 ～ 74	14（8 ～ 24）	12（8 ～ 19）	10（6 ～ 16）
75 ～ 79	14（8 ～ 25）	12（8 ～ 20）	10（6 ～ 17）
80 ～ 84	14（8 ～ 26）	13（8 ～ 22）	10（6 ～ 17）
85⁺	16（9 ～ 32）	14（8 ～ 29）	11（6 ～ 19）
合计	13（8 ～ 22）	11（7 ～ 18）	8（5 ～ 14）

注：CKD. 慢性肾脏病；DM. 糖尿病

表 3-14　不同年龄组患者的住院时间 [平均数（标准差 ）]

单位：天

年龄组（岁）	CKD	DM	非 CKD
18 ～ 24	17.12（28.10）	13.77（17.73）	9.32（16.66）
25 ～ 29	16.84（33.03）	14.36（39.98）	8.05（13.28）
30 ～ 34	16.75（27.13）	14.34（20.73）	8.86（14.49）
35 ～ 39	17.25（28.80）	14.57（20.73）	10.60（17.71）
40 ～ 44	17.85（29.30）	15.03（21.19）	12.75（20.24）
45 ～ 49	18.24（28.14）	15.42（21.25）	13.84（21.27）
50 ～ 54	18.80（28.06）	15.71（21.67）	14.22（20.72）
55 ～ 59	19.51（28.25）	16.16（22.02）	14.62（20.85）
60 ～ 64	19.92（27.76）	16.44（22.35）	14.71（19.89）
65 ～ 69	20.51（27.62）	16.81（21.81）	14.77（19.24）

续表

年龄组（岁）	CKD	DM	非 CKD
70 ~ 74	21.28（29.05）	17.28（22.49）	14.72（19.00）
75 ~ 79	22.05（30.19）	18.33（25.14）	14.99（20.85）
80 ~ 84	24.51（38.29）	21.61（36.37）	16.13（26.40）
85+	34.87（62.26）	34.38（64.50）	21.01（43.03）
合计	20.33（31.65）	17.34（26.07）	13.06（20.20）

注：CKD. 慢性肾脏病；DM. 糖尿病

（高碧霞　杨　超　邓心未　苏在明

甘蓝霞　史　赢　王　芳　王海波）

参考文献

[1] Zhang LX, Zhao MH, Zuo L, et al. China Kidney Disease Network（CK-NET）2015 Annual Data Report. Kidney Int Suppl, 2019, 9（1）: e1-e81.

第 4 章

慢性肾脏病住院患者的院内死亡率

本章重点探讨慢性肾脏病（chronic kidney disease，CKD）住院患者的院内死亡率，并根据合并症、医保类型、年龄和性别等因素进行了亚组分析。为评估整体的疾病负担，CKD 和糖尿病两个人群之间的比较是基于其背后的总体患病人群，即两组人群存在患者重合的情况。

2016 年，CKD 住院患者的院内死亡率为 2.56%（表 4-1），略低于 2015 年的 2.63%。CKD 患者的院内死亡率要高于所有住院患者的平均死亡率（0.84%）和糖尿病患者的死亡率（1.48%），但是低于心力衰竭患者的死亡率（4.52%）（表 4-1）。按年龄、性别及不同医保类型对患者进行亚组分析后，仍可发现这一趋势（图 4-1～图 4-3；表 4-2～表 4-4）。

在对不同医保类型患者进行分析时发现，享受公费医疗的 CKD 住院患者院内死亡率最高（5.66%），其次是城镇职工和城镇居民基本医疗保险参保者（3.37%）（图 4-1，表 4-2）。这在一定程度上可以由不同保险类型的医疗资源利用特点，以及城镇 CKD 住院患者中糖尿病肾病和高血压肾病较高的比例来解释。男性 CKD 住院患者的院内死亡率（2.74%）高于女性患者（2.31%）（图 4-2，表 4-3），并且院内死亡率随着年龄的增长而增加（图 4-3，表 4-4），其中 85 岁及 85 岁以上的 CKD 住院患者院内死亡率最高，为 11.52%（图 4-3，表 4-4）。

一、慢性肾脏病、糖尿病及心力衰竭患者的院内死亡率

表 4-1　CKD、DM 及 HF 患者的院内死亡率

患者分组	院内死亡人数	HQMS 人数	院内死亡率（%）	比例（%）
全部患者	171 510	20 444 645	0.84	100.00
患有 HF 或 CKD 或 DM	78 482	3 450 824	2.27	45.76
仅患有 CKD	9055	595 833	1.52	5.28
仅患有 DM	13 505	1 465 828	0.92	7.87
仅患有 HF	32 121	792 903	4.05	18.73
仅患有 CKD 和 DM	3522	229 055	1.54	2.05
仅患有 CKD 和 HF	8229	101 898	8.08	4.80
仅患有 DM 和 HF	7441	199 366	3.73	4.34
患有 CKD 和 HF 和 DM	4609	65 941	6.99	2.69
未患有 HF 或 CKD 或 DM	93 028	16 993 821	0.55	54.24
全部 CKD 患者	25 415	992 727	2.56	14.82
全部 DM 患者	29 077	1 960 190	1.48	16.95
全部 HF 患者	52 400	1 160 108	4.52	30.55
患有 CKD 和 DM	8131	294 996	2.76	4.74
患有 CKD 和 HF	12 838	167 839	7.65	7.49
患有 DM 和 HF	12 050	265 307	4.54	7.03

注：CKD. 慢性肾脏病；DM. 糖尿病；HF. 心力衰竭；HQMS. 医院质量监测系统

二、不同医疗保险类型患者的院内死亡率

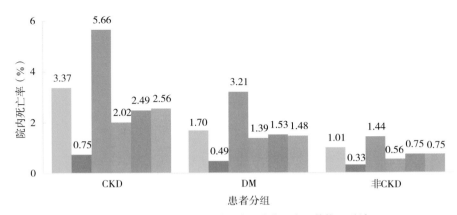

图 4-1　不同医疗保险类型患者的院内死亡率

注：CKD. 慢性肾脏病；DM. 糖尿病；NRCMS. 新型农村合作医疗；UBMI. 城镇基本医疗保险

表 4-2　不同医疗保险类型患者的院内死亡率 ［ N （ % ）］

医保类型	CKD	DM	非 CKD
UBMI	17 170 （3.37）	20 039 （1.70）	88 726 （1.01）
NRCMS	1627 （0.75）	1545 （0.49）	13 305 （0.33）
公费医疗	1074 （5.66）	1195 （3.21）	4478 （1.44）
自费医疗	2543 （2.02）	2883 （1.39）	21 399 （0.56）
其他	3001 （2.49）	3415 （1.53）	18 187 （0.75）
合计	25 415 （2.56）	29 077 （1.48）	146 095 （0.75）

注：CKD.慢性肾脏病；DM.糖尿病；NRCMS.新型农村合作医疗；UBMI.城镇基本医疗保险

三、不同性别患者的院内死亡率

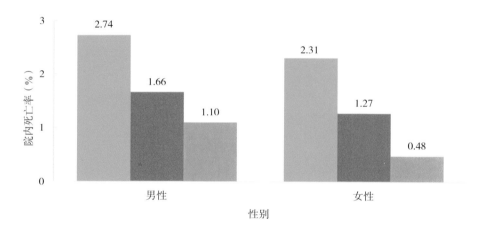

图 4-2　不同性别患者的院内死亡率

注：CKD.慢性肾脏病；DM.糖尿病

表 4-3　不同性别患者的院内死亡率 ［ N （ % ）］

患者分组	男性	女性	合计
CKD	15 866 （2.74）	9549 （2.31）	25 415 （2.56）
DM	17 726 （1.66）	11 351 （1.27）	29 077 （1.48）
非 CKD	93 583 （1.10）	52 512 （0.48）	146 095 （0.75）

注：CKD.慢性肾脏病；DM.糖尿病

四、不同年龄组患者的院内死亡率

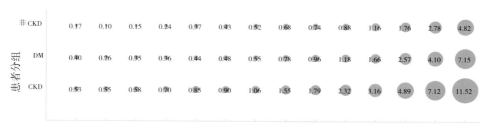

图 4-3　不同年龄组患者的院内死亡率（%）

注：①圆点大小代表院内死亡率；② CKD. 慢性肾脏病；DM. 糖尿病

表 4-4　不同年龄组患者的院内死亡率 ［ N（%）］

年龄组（岁）	CKD	DM	非 CKD
18 ～ 24	125（0.53）	28（0.40）	1594（0.17）
25 ～ 29	200（0.55）	35（0.26）	1877（0.10）
30 ～ 34	231（0.58）	76（0.35）	2138（0.15）
35 ～ 39	312（0.70）	125（0.36）	2809（0.24）
40 ～ 44	541（0.85）	307（0.44）	4944（0.37）
45 ～ 49	783（0.90）	614（0.48）	7249（0.43）
50 ～ 54	1170（1.06）	1255（0.55）	10 386（0.52）
55 ～ 59	1393（1.55）	1811（0.78）	11 055（0.68）
60 ～ 64	2076（1.79）	3016（0.96）	15 477（0.74）
65 ～ 69	2433（2.32）	3452（1.18）	15 249（0.88）
70 ～ 74	2756（3.16）	3974（1.66）	15 538（1.16）
75 ～ 79	4070（4.89）	5062（2.57）	19 380（1.76）
80 ～ 84	4505（7.12）	5050（4.10）	19 896（2.78）
85[+]	4820（11.52）	4272（7.15）	18 503（4.82）
合计	25 415（2.56）	29 077（1.48）	146 095（0.75）

注：CKD. 慢性肾脏病；DM. 糖尿病

（高碧霞　杨　超　苏在明　史　赢

甘蓝霞　王福琳　王　芳　王海波）

第 5 章
急性肾损伤

急性肾损伤（acute kidney injury，AKI）是慢性肾脏病（chronic kidney disease，CKD）发生和进展的主要危险因素[1]。本章主要关注 AKI 住院患者的基本特征。需要注意的是，由于 AKI 经常被漏诊，本章的结果综合反映了 AKI 的疾病负担和实际诊断率。

相比于未入住重症监护室（intensive care unit，ICU）的患者，入住 ICU 患者中的 AKI 比例具有较大的地区差异性（图 5-1，表 5-1）。海南省入住 ICU 的患者具有最高的急性肾损伤诊断比例（13.06%）（表 5-1）。整体来看，2016 年符合急性肾损伤诊断编码的患者比例为 0.30%（表 5-1），与 2015 年的比例持平[2]。

有 1.76% 的 CKD 患者经诊断发生 AKI。通过对 CKD 患者的病因进行分析发现，慢性肾小管间质性肾炎和肾小球肾炎患者被诊断为 AKI 的比例相对较高，分别为 3.78% 和 3.05%；糖尿病肾病患者诊断为 AKI 的比例最低，为 1.03%（图 5-2，表 5-2）。在所有 AKI 住院患者中，50 ～ 54 岁和 60 ～ 79 岁年龄组的人群占了很高的比例，男性和女性人群均是如此（图 5-3，表 5-3）；而对于所有年龄分组，男性所占的比例均要高于女性（图 5-4，表 5-4）。

AKI 住院患者中 2016 年的 CKD 和糖尿病患病趋势与 2015 年基本相似[2]。总共有 28.27% 的患者具有 CKD 的诊断，并且合并 CKD 的比例随着年龄的增长而下降，在小于 70 岁的女性患者中相对较高（图 5-5，表 5-5），这从一定程度上反映了幸存者偏倚的存在。AKI 住院患者中糖尿病的比例为 17.30%（图 5-6，表 5-6），年龄在 75 ～ 79 岁的患者具有相对较高的糖尿病患病比例（图 5-6，表 5-6）。

一、急性肾损伤比例

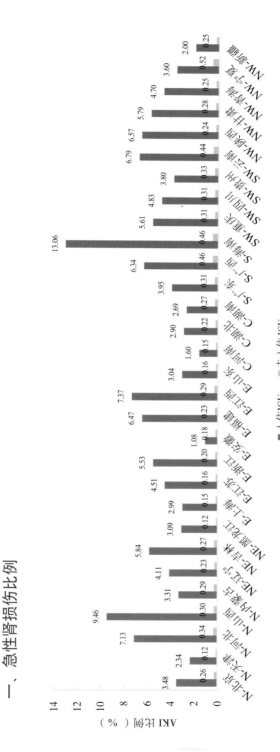

图 5-1 不同省份的 AKI 比例（包括入住／未入住 ICU 患者）

■ 入住ICU　■ 未入住ICU

注：① N. 华北地区；NE. 东北地区；E. 华东地区；C. 华中地区；S. 华南地区；SW. 西南地区；NW. 西北地区；② AKI. 急性肾损伤；ICU. 重症监护室

表 5-1　不同省份的 AKI 比例（包括入住 / 未入住 ICU 患者）［ N（%）］

省份	入住 ICU	未入住 ICU	合计
N－北京	1273（3.48）	2030（0.26）	3303（0.41）
N－天津	29（2.34）	255（0.12）	284（0.14）
N－河北	341（7.13）	1945（0.34）	2286（0.39）
N－山西	350（9.46）	1561（0.30）	1911（0.36）
N－内蒙古	64（3.31）	1464（0.29）	1528（0.30）
NE－辽宁	328（4.11）	1284（0.23）	1612（0.28）
NE－吉林	133（5.84）	1099（0.27）	1232（0.30）
NE－黑龙江	203（3.09）	707（0.12）	910（0.16）
E－上海	69（2.99）	1440（0.15）	1509（0.16）
E－江苏	852（4.51）	2563（0.16）	3415（0.21）
E－浙江	647（5.53）	1944（0.20）	2591（0.27）
E－安徽	140（1.08）	1250（0.18）	1390（0.19）
E－福建	521（6.47）	1418（0.23）	1939（0.31）
E－江西	413（7.37）	2035（0.29）	2448（0.34）
E－山东	347（3.04）	1365（0.16）	1712（0.20）
C－河南	310（1.60）	1576（0.15）	1886（0.18）
C－湖北	748（2.90）	3698（0.22）	4446（0.26）
C－湖南	232（2.69）	1403（0.27）	1635（0.31）
S－广东	1089（3.95）	4865（0.31）	5954（0.37）
S－广西	580（6.34）	2231（0.46）	2811（0.57）
S－海南	200（13.06）	834（0.46）	1034（0.56）
SW－重庆	121（5.61）	853（0.31）	974（0.36）
SW－四川	1042（4.83）	4321（0.31）	5363（0.38）
SW－贵州	64（3.80）	1017（0.33）	1081（0.35）
SW－云南	559（6.79）	3632（0.44）	4191（0.50）
NW－陕西	201（6.57）	1361（0.24）	1562（0.27）
NW－甘肃	116（5.79）	630（0.28）	746（0.32）
NW－青海	85（4.70）	185（0.25）	270（0.36）

续表

省份	入住 ICU	未入住 ICU	合计
NW－宁夏	89（3.60）	607（0.52）	696（0.59）
NW－新疆	230（2.00）	866（0.25）	1 096（0.31）
合计	11 376（4.03）	50 439（0.25）	61 815（0.30）

注：①N. 华北地区；NE. 东北地区；E. 华东地区；C. 华中地区；S. 华南地区；SW. 西南地区；NW. 西北地区；②ICU. 重症监护室

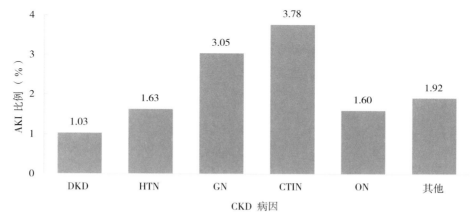

图 5-2　CKD 患者中的 AKI 比例

注：AKI. 急性肾损伤；CKD. 慢性肾脏病；CTIN. 慢性肾小管间质性肾炎；DKD. 糖尿病肾病；GN. 肾小球肾炎；HTN. 高血压肾病；ON. 梗阻性肾病；其他 . 其他原因导致的 CKD

表 5-2　CKD 患者中的 AKI 比例［N（%）］

病因	AKI
DKD	2718（1.03）
HTN	3453（1.63）
GN	4357（3.05）
CTIN	623（3.78）
ON	2536（1.60）
其他	3788（1.92）
合计	17 475（1.76）

注：AKI. 急性肾损伤；CKD. 慢性肾脏病；CTIN. 慢性肾小管间质性肾炎；DKD. 糖尿病肾病；GN. 肾小球肾炎；HTN. 高血压肾病；ON. 梗阻性肾病；其他 . 其他原因导致的 CKD

二、急性肾损伤患者的人口学特征

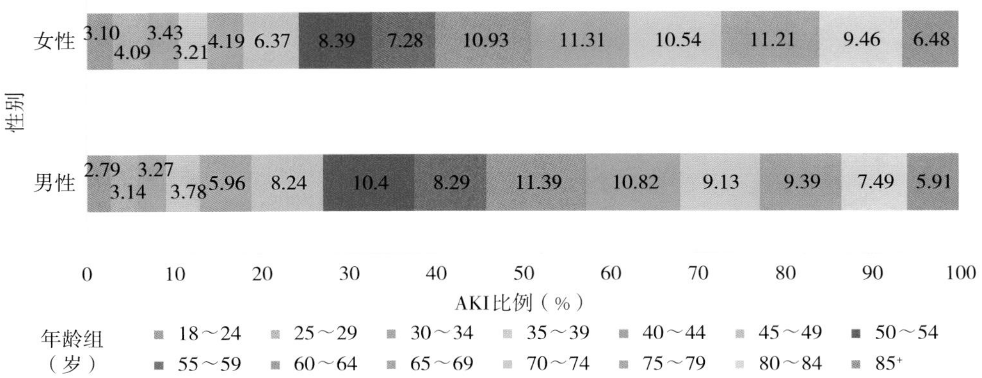

图 5-3　不同性别 AKI 患者的年龄分布情况

注：AKI. 急性肾损伤

表 5-3　不同性别 AKI 患者的年龄分布情况［N（%）］

年龄组（岁）	男性	女性	合计
18 ~ 24	1116（2.79）	677（3.10）	1793（2.90）
25 ~ 29	1254（3.14）	895（4.09）	2149（3.48）
30 ~ 34	1308（3.27）	751（3.43）	2059（3.33）
35 ~ 39	1511（3.78）	703（3.21）	2214（3.58）
40 ~ 44	2380（5.96）	917（4.19）	3297（5.33）
45 ~ 49	3292（8.24）	1392（6.37）	4684（7.58）
50 ~ 54	4153（10.40）	1834（8.39）	5987（9.69）
55 ~ 59	3310（8.29）	1591（7.28）	4901（7.93）
60 ~ 64	4549（11.39）	2391（10.93）	6940（11.23）
65 ~ 69	4321（10.82）	2474（11.31）	6795（10.99）
70 ~ 74	3646（9.13）	2305（10.54）	5951（9.63）
75 ~ 79	3752（9.39）	2452（11.21）	6204（10.04）
80 ~ 84	2993（7.49）	2069（9.46）	5062（8.19）
85+	2361（5.91）	1418（6.48）	3779（6.11）
合计	39 946	21 869	61 815

注：AKI. 急性肾损伤

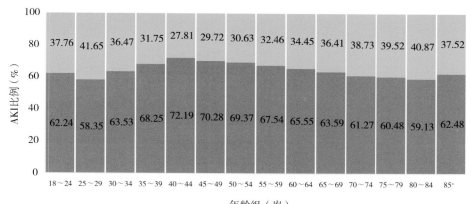

图 5-4　不同年龄组 AKI 患者的性别分布情况

注：AKI. 急性肾损伤

表 5-4　不同年龄组 AKI 患者的性别分布情况 ［ N（%）］

年龄组（岁）	男性	女性	合计
18 ~ 24	1116（62.24）	677（37.76）	1793
25 ~ 29	1254（58.35）	895（41.65）	2149
30 ~ 34	1308（63.53）	751（36.47）	2059
35 ~ 39	1511（68.25）	703（31.75）	2214
40 ~ 44	2380（72.19）	917（27.81）	3297
45 ~ 49	3292（70.28）	1392（29.72）	4684
50 ~ 54	4153（69.37）	1834（30.63）	5987
55 ~ 59	3310（67.54）	1591（32.46）	4901
60 ~ 64	4549（65.55）	2391（34.45）	6940
65 ~ 69	4321（63.59）	2474（36.41）	6795
70 ~ 74	3646（61.27）	2305（38.73）	5951
75 ~ 79	3752（60.48）	2452（39.52）	6204
80 ~ 84	2993（59.13）	2069（40.87）	5062
85⁺	2361（62.48）	1418（37.52）	3779
合计	39 946（64.62）	21 869（35.38）	61 815

注：AKI. 急性肾损伤

三、急性肾损伤患者合并慢性肾脏病和糖尿病的比例

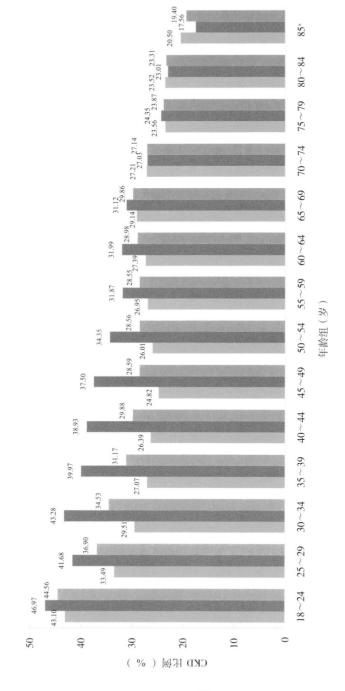

图 5-5　不同性别和年龄组 AKI 患者中 CKD 的比例

注：AKI. 急性肾损伤；CKD. 慢性肾脏病

表 5-5　不同性别和年龄组 AKI 患者中 CKD 的比例 ［N（%）］

年龄组（岁）	男性	女性	合计
18 ~ 24	481（43.10）	318（46.97）	799（44.56）
25 ~ 29	420（33.49）	373（41.68）	793（36.90）
30 ~ 34	386（29.51）	325（43.28）	711（34.53）
35 ~ 39	409（27.07）	281（39.97）	690（31.17）
40 ~ 44	628（26.39）	357（38.93）	985（29.88）
45 ~ 49	817（24.82）	522（37.50）	1339（28.59）
50 ~ 54	1080（26.01）	630（34.35）	1710（28.56）
55 ~ 59	892（26.95）	507（31.87）	1399（28.55）
60 ~ 64	1246（27.39）	765（31.99）	2011（28.98）
65 ~ 69	1259（29.14）	770（31.12）	2029（29.86）
70 ~ 74	992（27.21）	623（27.03）	1615（27.14）
75 ~ 79	884（23.56）	597（24.35）	1481（23.87）
80 ~ 84	704（23.52）	476（23.01）	1180（23.31）
85⁺	484（20.50）	249（17.56）	733（19.40）
合计	10 682（26.74）	6793（31.06）	17 475（28.27）

注：AKI. 急性肾损伤；CKD. 慢性肾脏病

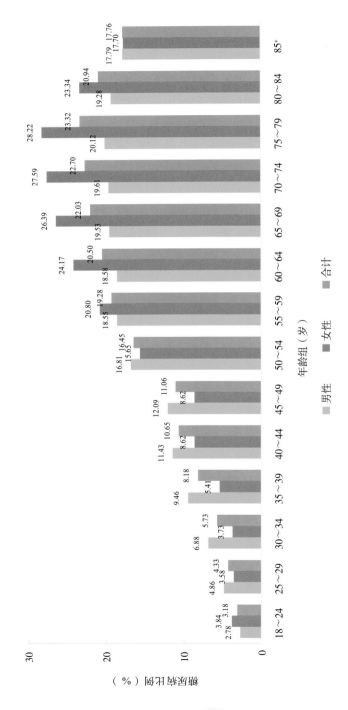

图 5-6　不同性别和年龄组 AKI 患者中糖尿病的比例

注：AKI. 急性肾损伤

表 5-6　不同性别和年龄组 AKI 患者中糖尿病的比例　［N（%）］

年龄组（岁）	男性	女性	合计
18 ~ 24	31（2.78）	26（3.84）	57（3.18）
25 ~ 29	61（4.86）	32（3.58）	93（4.33）
30 ~ 34	90（6.88）	28（3.73）	118（5.73）
35 ~ 39	143（9.46）	38（5.41）	181（8.18）
40 ~ 44	272（11.43）	79（8.62）	351（10.65）
45 ~ 49	398（12.09）	120（8.62）	518（11.06）
50 ~ 54	698（16.81）	287（15.65）	985（16.45）
55 ~ 59	614（18.55）	331（20.80）	945（19.28）
60 ~ 64	845（18.58）	578（24.17）	1423（20.50）
65 ~ 69	844（19.53）	653（26.39）	1497（22.03）
70 ~ 74	715（19.61）	636（27.59）	1351（22.70）
75 ~ 79	755（20.12）	692（28.22）	1447（23.32）
80 ~ 84	577（19.28）	483（23.34）	1060（20.94）
85+	420（17.79）	251（17.70）	671（17.76）
合计	6463（16.18）	4234（19.36）	10 697（17.30）

注：AKI. 急性肾损伤

（高碧霞　杨　超　邓心未　苏在明

甘蓝霞　史　赢　王海波　杨　莉）

参考文献

［1］Sato Y, Takahashi M, Yanagita M. Pathophysiology of AKI to CKD progression. Semin Nephrol, 2020, 40（2）: 206-215.

［2］Zhang LX, Zhao MH, Zuo L, et al. China Kidney Disease Network（CK-NET）2015 Annual Data Report. Kidney Int Suppl, 2019, 9（1）: e1-e81.

第二部分

终末期肾脏病

第 6 章

透析患者的患病率、发病率及特征

本章重点介绍了基于城镇基本医疗保险抽样数据分析的透析患者年龄标化患病率（此处的患病率是指 2016 年城镇医保参保总人群中接受透析治疗的终末期肾脏病患者的比例）、人口学特征和透析模式特征等；并基于商业健康保险数据，估计了透析患者的年龄标化发病率（此处的发病率指 2016 年商保参保人群中新接受透析治疗的终末期肾脏病患者的比例）。

2016 年我们从数据库中 8 516 679 人识别出了 18 083 例（0.21%）城镇医保透析患者，其中男性占多数（57.73%）（表 6-1）。透析患者平均年龄为 55.6 岁，显著低于日本透析患者的平均年龄（67.2 岁）[1]，其中 1.29% 的患者小于 18 岁（表 6-2）。在所有的透析患者中，血液透析（hemodialysis，HD）是主要的治疗方式（91.94%）（表 6-1，表 6-2）。HD 和腹膜透析（peritoneal dialysis，PD）患者主要集中在三级医院就诊（48.40% 和 64.40%）（图 6-1）。本研究所纳入的透析患者地理区域分布情况见表 6-3。

表 6-1 不同性别和透析模式的患者数量［N（%）］

性别	血液透析	腹膜透析	合计
男性	9669（58.16）	771（52.88）	10 440（57.73）
女性	6956（41.84）	687（47.12）	7643（42.27）
合计	16 625（100）	1458（100）	18 083（100）

表 6-2　不同年龄组和透析模式的患者数量［N（%）］

年龄（岁）	血液透析	腹膜透析	合计
<18	213 (1.28)	21 (1.44)	234 (1.29)
18 ~ 44	3820 (22.98)	400 (27.43)	4220 (23.34)
45 ~ 64	7223 (43.45)	606 (41.56)	7829 (43.29)
≥ 65	5351 (32.19)	429 (29.42)	5780 (31.96)
未知	18 (0.11)	2 (0.14)	20 (0.11)
合计	16 625 (100)	1458 (100)	18 083 (100)

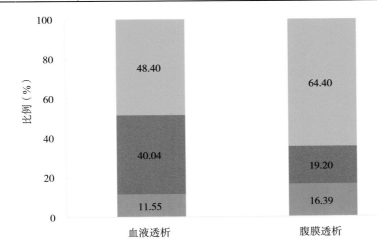

图 6-1　不同级别医院中血液透析和腹膜透析患者分布情况

表 6-3　不同地理区域和透析模式的患者数量［N（%）］

地理区域	血液透析	腹膜透析	合计
华东地区	3297 (19.83)	468 (32.10)	3765 (20.82)
华北地区	602 (3.62)	130 (8.92)	732 (4.05)
华中地区	2848 (17.13)	314 (21.54)	3162 (17.49)
华南地区	663 (3.99)	158 (10.84)	821 (4.54)
西北地区	638 (3.84)	49 (3.36)	687 (3.80)
西南地区	7603 (45.73)	224 (15.36)	7827 (43.28)
东北地区	974 (5.86)	115 (7.89)	1089 (6.02)
合计	16 625 (100)	1458 (100)	18 083 (100)

2016 年透析患者的年龄标化患病率为 419.12/ 百万人口（per million population，PMP），相比于 2015 年的 311.29 PMP 有明显增加（表 6-4）[2]。HD 和 PD 患者的年龄标化患病率分别为 384.13 PMP 和 34.99 PMP（表 6-4）。男性患者的年龄标化患病率（468.99 PMP）明显高于女性患者（367.26 PMP）（表 6-4）。因此，基于医保数据的患病率估算结果，我们估计 2016 年我国现患透析患者人数约 57.8 万人。由于该数据库的抽样框架不是针对不同地区的分层分析而设计的，因此对于结果的解读应该谨慎。

根据商业保险数据的分析，2016 年透析患者的年龄标化发病率为 116.10 PMP，略低于 2015 年的 122.19 PMP（表 6-5）[2]。男性和女性的发病率均随着年龄的增长而增加（表 6-6，图 6-2）。我国华北地区的透析发病率最高，为 152.81 PMP（表 6-7）。需要注意的是，相比于一般人群，商业保险覆盖人群可能具有相对较高的社会经济地位和较好的健康意识。

本年度报告未具体报道透析患者的死亡率，相关数据可以参考 2017 年国家医疗服务与质量安全报告（HD 患者死亡率：4.1%；PD 患者死亡率：2.7%）[3]。

表 6-4 不同性别和透析模式患者的年龄标化患病率（2015 年和 2016 年，单位：PMP）*

性别	血液透析		腹膜透析		合计	
	2015	2016	2015	2016	2015	2016
男性	315.00	433.16	25.70	35.84	340.70	468.99
女性	250.23	333.21	31.73	34.05	281.97	367.26
合计	282.60	384.13	28.69	34.99	311.29	419.12

注：① * 使用 2010 年全国人口普查数据直接标准化患病率；② PMP. 每百万人口

表 6-5 不同性别的透析患者发病率

性别	发病人数*	暴露总数（人·年）	粗发病率（PMP）	标化后发病率（PMP）**
男性	4300.56	29 657 383.95	145.01	151.03
女性	2618.17	32 592 996.61	80.33	86.61
合计	6918.73	62 250 380.56	111.14	116.10

注：① * 发病人数考虑了已发生但未报告情况（IBNR）；** 使用 2010 年全国人口普查数据直接标准化发病率；② PMP. 每百万人口

表 6-6 不同年龄组和性别的透析患者发病率

年龄组（岁）	男性			女性			合计		
	发病人数*	暴露总数（人·年）	发病率（PMP）	发病人数*	暴露总数（人·年）	发病率（PMP）	发病人数*	暴露总数（人·年）	发病率（PMP）
18～44	1419.31	15 663 855.24	90.61	718.88	16 277 863.40	44.16	2138.19	31 941 718.63	66.94
45～64	2717.49	13 531 211.10	200.83	1724.76	15 595 901.19	110.59	4442.25	29 127 112.30	152.51
≥65	163.75	462 317.61	354.20	174.54	719 232.02	242.67	338.29	1181 549.63	286.31

注：① *发病人数考虑了已发生但未报告情况（IBNR）；② PMP. 每百万人口

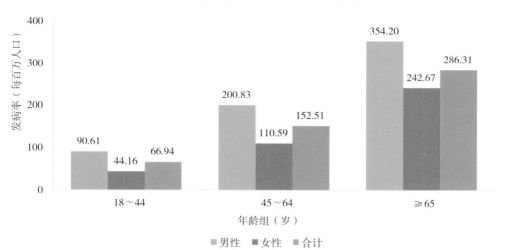

图 6-2 不同年龄组和性别的透析患者发病率

表 6-7　不同地理分布和性别的透析患者发病率

地理区域	男性				女性				合计			
	发病人数*	暴露总数（人·年）	粗发病率（PMP）	校正后病率（PMP）**	发病人数*	暴露总数（人·年）	粗发病率（PMP）	校正后发病率（PMP）**	发病人数*	暴露总数（人·年）	粗发病率（PMP）	校正后发病率（PMP）**
华东地区	1190.83	9 256 990.44	128.64	129.32	735.39	9 959 195.70	73.84	80.31	1926.22	19 216 186.14	100.24	103.58
华北地区	593.16	4 648 068.27	127.61	122.76	379.77	4 923 737.90	77.13	117.21	972.93	9 571 806.17	101.65	124.43
华中地区	783.63	4 915 134.99	159.43	173.90	468.11	5 018 025.24	93.29	89.20	1251.74	9 933 160.24	126.02	127.78
华南地区	355.88	2 440 165.28	145.84	156.00	209.49	2 978 643.65	70.33	82.76	565.37	5 418 808.93	104.34	115.40
西北地区	339.29	2 236 328.74	151.72	163.01	179.07	2 544 359.44	70.38	68.09	518.37	4 780 688.18	108.43	109.69
西南地区	335.50	2 432 554.34	137.92	135.49	234.90	2 862 938.72	82.05	88.46	570.40	5 295 493.06	107.71	109.82
东北地区	663.89	3 345 510.45	198.44	204.53	394.97	3 906 879.51	101.10	112.35	1058.86	7 252 389.96	146.00	152.81
缺失	38.36	382 631.43	100.25	79.76	16.48	399 216.45	41.28	30.45	54.84	781 847.88	70.14	54.69

注：① * 发病人数考虑了已发生但未报告情况（IBNR）；** 使用 2010 年全国人口普查数据直接标准化发病率；② PMP．每百万人口

（杨　超　孙小宇　陈　蓉　王怀玉　苏在明　王　芳）

参考文献

[1] Masakane I, Nakai S, Ogata S, et al. An overview of regular dialysis treatment in Japan（as of 31 December 2013）. Ther Apher Dial, 2015, 19（6）: 540-574.

[2] Zhang LX, Zhao MH, Zuo L, et al. China Kidney Disease Network（CK-NET）2015 Annual Data Report.Kidney Int Suppl, 2019, 9（1）: e1-e81.

[3] 国家卫生健康委员会 .2018 年国家医疗服务与质量安全报告 . 北京：科学技术文献出版社，2019.

▍第7章▍
透析患者的临床检查和治疗

当前全球范围内各个国家的透析质量参差不齐[1]。本章重点关注透析患者的主要并发症（包括贫血、矿物质和骨代谢异常、营养不良等）的临床检查和治疗情况。

遵照改善全球肾脏病预后组织（Kidney Disease：Improving Global Outcomes，KDIGO）指南所推荐的频次[2,3]，进行血红蛋白、铁蛋白、磷和甲状旁腺激素检测的血液透析（hemodialysis，HD）患者比例为55.32%、48.78%、48.67%和56.12%，腹膜透析（peritoneal dialysis，PD）患者对应的比例分别为69.61%、64.93%、65.19%和68.70%（图7-1，图7-2）。在治疗方面，HD患者中使用促红素、磷结合剂和骨化三醇的比例分别为73.70%、48.18%和59.89%，PD患者对应的比例为72.72%、54.15%和58.96%（图7-3，图7-4）。整体来看，上述比例相比于2015年均有所增加[4]。

至于白蛋白的检测频率，37.33%的HD患者和57.79%的PD患者达到了指南推荐的标准（图7-5）。对于合并有糖尿病的患者，每年至少接受一次眼科、血脂和糖化血红蛋白检查的HD和PD患者比例仅为7.38%和12.45%（图7-6），要高于2015年的5.70%和6.49%[4]。

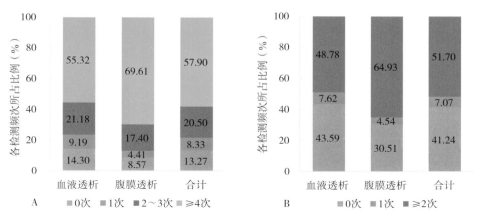

图 7-1　不同透析模式患者接受血红蛋白（A）和血清铁蛋白（B）的检测频率

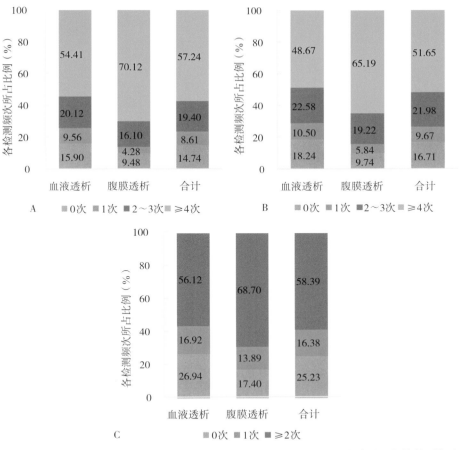

图 7-2　不同透析模式患者每年进行钙（A）、磷（B）及甲状旁腺激素（C）的检测频率

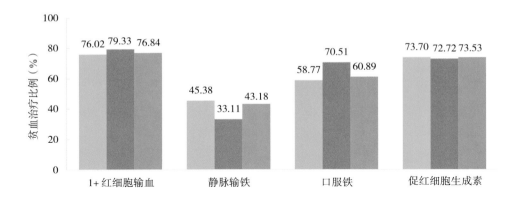

图 7-3　不同透析模式患者接受贫血治疗的比例

注：1+ 表示大于 1 次

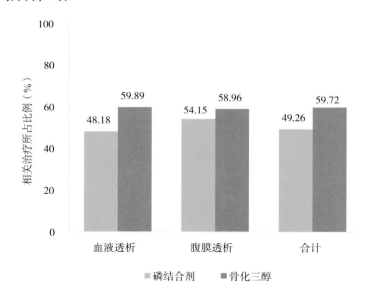

图 7-4　不同透析模式患者接受矿物质及骨代谢异常相关治疗的比例

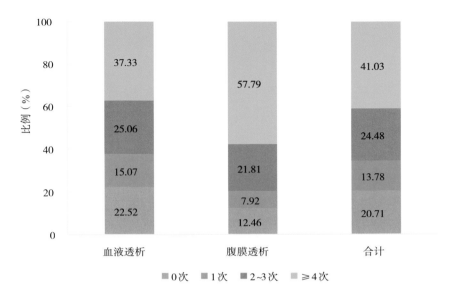

图 7-5　不同透析模式患者进行血白蛋白的检测频率

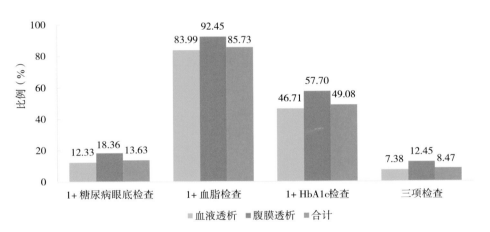

图 7-6　合并糖尿病的透析患者接受糖尿病相关检查的比例

注：① HbA1c. 糖化血红蛋白；② 1+ 表示 1 次以上

（杨　超　唐　雯　王　松　王怀玉　陈　睿　楚　红　王　悦）

参考文献

[1] Sola L, Levin NW, Johnson DW, et al. Development of a framework for minimum and optimal safety and quality standards for hemodialysis and peritoneal dialysis.Kidney Int Suppl, 2020, 10（1）: e55-e62.

[2] Kidney Disease: Improving Global Outcomes（KDIGO）CKD-MBD Update Work Group. KDIGO 2017 Clinical Practice Guideline Update for the Diagnosis, Evaluation, Prevention, and Treatment of Chronic Kidney Disease–Mineral and Bone Disorder（CKD-MBD）. Kidney Int Suppl, 2017, 7（1）: 1-59.

[3] Kidney Disease: Improving Global Outcomes（KDIGO）Anemia Work Group.KDIGO Clinical Practice Guideline for Anemia in Chronic Kidney Disease.Kidney Int Suppl, 2012, 2（4）: 279-335.

[4] Zhang LX, Zhao MH, Zuo L, et al. China Kidney Disease Network（CK-NET）2015 Annual Data Report. Kidney Int Suppl, 2019, 9（1）: e1-e81.

第 8 章

血管通路

本章主要关注透析患者血管通路（vascular access，VA）的使用情况。动静脉瘘管（arteriovenous fistula，AVF）和移植物动静脉内瘘（arteriovenous graft，AVG）是血液透析（hemodialysis，HD）患者主要选择的 VA 类型，使用率达 77.12%（表 8-1）。在 18 ～ 44 岁年龄组的患者中该比例最高（82.98%），而在 65 岁及 65 岁以上年龄组的患者中比例最低（69.69%）（表 8-1）。此外，相较于非糖尿病患者，糖尿病患者的 AVF/AVG 使用率更低（86.16% vs.47.70%）（表 8-1）。

在抽样的 HD 患者中，仅有 5.61% 的患者是新建立 AVF/AVG，其中男性占多数（62.02%）（表 8-1），仅 1.58% 的患者使用带隧道带涤纶套导管（tunneled and cuffed catheter，TCC）（表 8-1）。大多数的 AVF/AVG 应用于三级医院和二级医院，少见于一级医院（83.98% vs.28.17% vs.6.34%）；大多数中心静脉导管（central venous catheters，CVC）的使用同样多见于三级医院和二级医院。然而，由于本研究所使用的数据抽样框架的原因，因此对于结果的解读应该谨慎。

在 1458 名腹膜透析（peritoneal dialysis，PD）患者中，有 18.45% 发生新的 PD 导管置入事件，我们将其定义为新增 PD 患者（表 8-2）。总共 7.41% 的新增 PD 患者使用 CVC（表 8-2），表明他们进行了过渡性 HD 治疗；而需要进行过渡性 HD 治疗的多见于 65 岁及 65 岁以上的患者（10.02%）（表 8-2）。在不同医疗保险类型之间也同样存在差异。相比于城镇职工基本医疗保险参保者，城镇居民基本医疗保险的参保者进行过渡性 HD 治疗的比例较高（6.29% vs.10.61%）（表 8-2）；糖尿病患者的该比例也要高于非糖尿病患者（12.95% vs.4.76%）

（表 8-2）。较少患者在基层医院开始进行透析治疗（4.09%）。

未有新的 PD 导管置入患者被认为是维持性 PD 患者。在这些患者中，17.41% 具有过渡性 CVC 治疗（表 8-3）。我们推测这些患者可能有一些并发症或合并症，从而需要过渡性 HD 治疗或连续性肾脏替代治疗（continuous renal replacement therapy，CRRT），但是我们无法确定背后的原因。稳定 PD 患者定义为未使用 CVC 的维持性 PD 患者（82.59%）（表 8-3）。在维持性 PD 患者中，腹膜透析装置更换率仅为 29.86%（表 8-3），其中城镇职工医保参保者的比例高于城镇居民医保参保者（34.30% vs.16.15%），糖尿病患者的比例高于非糖尿病患者（39.12% vs.26.15%）（表 8-3）。

表 8-1　血液透析患者的血管通路类型［N（%）］

分组		AVF/AVG 手术	带隧道带涤纶套导管	无袖套导管	稳定 AVF/AVG
性别	男性	578（5.98）	150（1.55）	1596（16.51）	7371（76.23）
	女性	354（5.09）	112（1.61）	1050（15.09）	5450（78.35）
年龄组（岁）	<18	3（1.41）	1（0.47）	45（21.13）	164（77.00）
	18～44	204（5.34）	32（0.84）	418（10.94）	3170（82.98）
	45～64	417（5.77）	98（1.36）	978（13.54）	5740（79.47）
	≥65	308（5.76）	131（2.45）	1205（22.52）	3729（69.69）
医疗保险类型	城镇职工基本医疗保险	593（5.51）	182（1.69）	1916（17.80）	8099（75.23）
	城镇居民基本医疗保险	339（5.79）	80（1.37）	730（12.46）	4722（80.59）
糖尿病	是	443（11.34）	156（3.99）	1467（37.54）	1864（47.70）
	否	489（3.85）	106（0.83）	1179（9.27）	10 957（86.16）
	合计	932（5.61）	262（1.58）	2646（15.92）	12 821（77.12）

注：AVF. 动静脉瘘管；AVG. 移植物动静脉内瘘

表 8-2　新增腹膜透析患者的透析通路类型 ［ N（%）］

分组		新 PD 导管置入	过渡性 CVC
性别	男性	147（19.07）	65（8.43）
	女性	122（17.76）	43（6.26）
年龄组（岁）	<18	3（14.29）	2（9.52）
	18 ～ 44	58（14.50）	17（4.25）
	45 ～ 64	108（17.82）	46（7.59）
	≥ 65	100（23.31）	43（10.02）
医疗保险类型	城镇职工基本医疗保险	183（16.93）	68（6.29）
	城镇居民基本医疗保险	86（22.81）	40（10.61）
糖尿病	是	131（27.81）	61（12.95）
	否	138（13.98）	47（4.76）
合计		269（18.45）	108（7.41）

注：CVC. 中心静脉导管；PD. 腹膜透析

表 8-3　维持性腹膜透析患者的过渡性 CVC 治疗和装置更换率 ［ N（%）］

分组		维持性 PD 患者	过渡性 CVC	稳定 PD 患者	PD 装置更换
性别	男性	624（80.93）	124（19.87）	500（80.13）	202（32.37）
	女性	565（82.24）	83（14.69）	482（85.31）	153（27.08）
年龄组（岁）	<18	18（85.71）	8（44.44）	10（55.56）	1（5.56）
	18 ～ 44	342（85.50）	42（12.28）	300（87.72）	95（27.78）
	45 ～ 64	498（82.18）	74（14.86）	424（85.14）	145（29.12）
	≥ 65	329（76.69）	83（25.23）	246（74.77）	114（34.65）
医疗保险类型	城镇职工基本医疗保险	898（83.07）	165（18.37）	733（81.63）	308（34.30）
	城镇居民基本医疗保险	291（77.19）	42（14.43）	249（85.57）	47（16.15）
糖尿病	是	340（72.19）	112（32.94）	228（67.06）	133（39.12）
	否	849（86.02）	95（11.19）	754（88.81）	222（26.15）
合计		1189（81.55）	207（17.41）	982（82.59）	355（29.86）

注：CVC. 中心静脉导管；PD. 腹膜透析

（赵新菊　杨　超　张东亮　郑力仁　苏在明　于　峰）

第 9 章

透析患者合并心脑血管疾病和糖尿病的情况

　　心脑血管疾病（cardiocerebro vascular disease，CVD）是慢性肾脏病患者死亡的主要原因之一[1]，透析患者具有较高的心脑血管疾病和糖尿病发生风险。本章我们主要对不同年龄、性别、地理区域、透析模式的透析患者合并心脑血管疾病和糖尿病的情况进行描述。

　　心脑血管疾病患者在接受透析治疗的终末期肾脏病（end stage kidney disease，ESKD）患者中很普遍，2016 年透析患者的心脑血管疾病患病率达 45.92%（表 9-1），非常接近于 2015 年的 45.49%[2]。腹膜透析（peritoneal dialysis，PD）患者的心脑血管疾病患病率（47.14%）略高于血液透析（hemodialysis，HD）患者（45.65%），并且随着年龄增长而增加（表 9-1）。我国华北地区透析患者的心脑血管疾病患病率最高，为 70.39%（表 9-1）。

　　接受透析治疗的终末期肾脏病患者下述几种类型的心脑血管疾病患病风险均很高，包括冠心病（coronary heart disease，CHD）、心力衰竭（heart failure，HF）、脑卒中或短暂性脑缺血发作（cerebrovascular accident/transient ischemic attack，CVA/TIA）、急性心肌梗死（acute myocardial infarction，AMI）、外周动脉疾病（peripheral arterial disease，PAD）和心房颤动（atrial fibrillation，AF）。冠心病和 HF 是透析患者最常见的两大主要心脑血管疾病，患病率分别为 42.41% 和 8.26%；而脑卒中或短暂性脑缺血发作、急性心肌梗死、外周动脉疾病和心房颤动较为少见，患病率分别为 2.25%、1.26%、1.22%、0.09%（图 9-1）。值得注意的是，仅有 0.80% 的患者接受过经皮冠状动脉介入治疗（percutaneous coronary intervention，PCI），0.42% 的患者置入起搏器或心脏复律除颤器（图 9-2）。

2016 年透析患者的糖尿病患病率为 33.14%（表 9-2），高于 2015 年的 27.12%[2]。在腹膜透析患者、男性、65 岁及 65 岁以上患者人群中，糖尿病更为常见（表 9-2）。不同地理区域的透析患者糖尿病患病率有所差异，其中我国华东地区的患病率最高，为 33.33%（表 9-2）。不管何种透析模式，糖尿病患者中的 CVD 患病率均要高于非糖尿病患者（表 9-3）。

表 9-1　不同透析模式患者的 CVD 患病率（%）

分组		血液透析	腹膜透析	合计
性别	男性	44.41	46.33	44.74
	女性	47.54	48.29	47.68
年龄组（岁）	<18	0	0	0
	18 ~ 44	30.36	38.37	31.85
	45 ~ 64	45.70	43.84	45.38
	≥ 65	56.41	58.85	56.85
	未知	33.33	50.00	35.29
地理区域	华北地区	71.03	68.42	70.39
	华中地区	56.34	54.86	56.16
	华东地区	38.93	39.36	39.01
	华南地区	34.12	43.86	37.13
	西北地区	40.25	20.00	37.50
	西南地区	22.28	31.03	24.23
	东北地区	39.06	56.47	41.84
合计		45.65	47.14	45.92

注：CVD. 心脑血管疾病

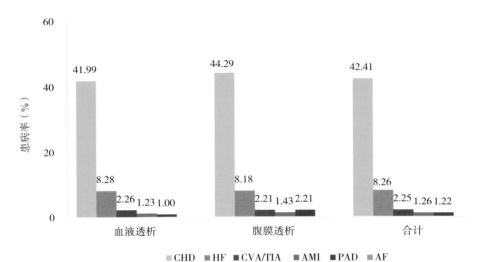

图 9-1　不同透析模式患者的不同类型 CVD 患病率

注：AF. 心房颤动；AMI. 急性心肌梗死；CHD. 冠心病；CVA/TIA. 脑卒中或短暂性脑缺血发作；CVD. 心脑血管疾病；HF. 心力衰竭；PAD. 外周动脉疾病

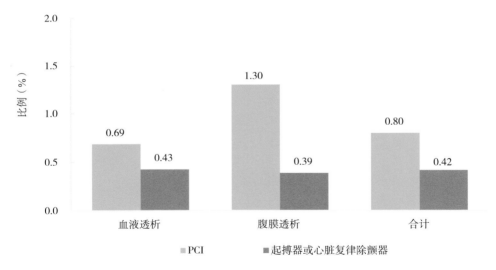

图 9-2　不同透析模式患者的接受心脑血管相关操作的比例

注：PCI. 经皮冠状动脉介入治疗

表 9-2　不同透析模式患者的糖尿病患病率（%）

分组		血液透析	腹膜透析	合计
性别	男性	59.68	62.30	60.24
	女性	40.32	37.70	39.76
年龄组（岁）	＜18	0	0	0
	18 ～ 44	8.55	9.51	8.76
	45 ～ 64	50.68	44.92	49.44
	≥ 65	40.50	45.57	41.60
	未知	0.27	0	0.21
地理区域	华北地区	10.62	18.36	12.29
	华中地区	24.75	16.39	22.95
	华东地区	33.57	32.46	33.33
	华南地区	6.57	11.48	7.63
	西北地区	5.58	1.97	4.80
	西南地区	3.60	4.92	3.88
	东北地区	15.30	14.43	15.11
合计		31.72	39.61	33.14

表 9-3　糖尿病和非糖尿病透析患者的 CVD 患病率（%）

糖尿病	血液透析	腹膜透析	合计
是	60.31	63.28	60.95
否	38.84	36.56	38.47
合计	45.65	47.14	45.92

注：CVD. 心脑血管病

（杨　超　赵新菊　楚　红　苏在明　王　芳　左　力）

参考文献

[1] Sarnak MJ, Amann K, Bangalore S, et al. Chronic kidney disease and coronary artery disease: JACC state-of-the-art review. J Am Coll Cardiol, 2019, 74（14）: 1823-1838.

[2] Zhang LX, Zhao MH, Zuo L, et al. China Kidney Disease Network（CK-NET）2015 Annual Data Report.Kidney Int Suppl, 2019, 9（1）: e1-e81.

第 10 章

透析患者的住院情况

终末期肾脏病（end stage kidney disease，ESKD）患者的住院率和再住院率是衡量医疗服务质量和医疗资源利用情况的重要指标，并且与更为严重的合并症、更差的患者预后及更高的医疗费用有关[1]。本章我们将主要关注并讨论透析患者的住院率、住院天数及 30 天内再住院率。

整体来看，透析患者的全因住院率为 2.67 次 /（人·年）（表 10-1），要高于 2015 年的 1.78 次 /（人·年）[2]。合并糖尿病住院患者的全因住院率较高，为 2.94 次 /（人·年）（表 10-1）。对于所有血液透析（hemodialysis，HD）患者和腹膜透析（peritoneal dialysis，PD）患者，三级医院的住院率要低于二级医院和一级医院（表 10-1）。2016 年透析患者的平均住院天数为 35.90 天，其中 PD 患者、女性及合并糖尿病的患者住院天数更长（表 10-2）。对于年龄小于 18 岁的人群，HD 患者的住院天数远小于 PD 患者（17.00 天 vs.37.00 天）（表 10-2）。

对 HD 患者入院原因的分析发现，较之感染性疾病或血管通路事件，因心脑血管疾病（cardiocerebro vascular disease，CVD）入院的比例更高，占 18.83%（表 10-3）。对于 PD 患者，由于血管通路事件的识别策略进行了略微调整，因此相比于 2015 年的数据，CVD 取代血管通路事件成为首位住院病因（表 10-4）[2]。对于 18 岁以下的透析患者，同样应该更多关注 CVD 的预防与治疗。

2016 年透析患者的 30 天内再住院率为 24.18%，高于 2015 年的 23.18%[2]。随着患者年龄的增长，30 天内再住院率随之上升，并且糖尿病人群中的 30 天内再住院情况尤为突出（表 10-5）。

表 10-1　不同透析模式患者的全因住院率［平均值（标准差）］

单位：次／（人·年）

分组		血液透析	腹膜透析	合计
性别	男性	2.60（2.48）	2.72（1.76）	2.63（2.34）
	女性	2.75（2.40）	2.69（1.89）	2.73（2.30）
年龄组（岁）	<18	2.00（1.73）	2.67（1.53）	2.33（1.51）
	18～44	2.50（2.47）	2.49（1.50）	2.50（2.27）
	45～64	2.66（2.36）	2.78（1.91）	2.69（2.27）
	≥65	2.75（2.57）	2.74（1.87）	2.75（2.43）
	未知	1.00（—）	—（—）	1.00（—）
合并糖尿病	是	2.94（2.57）	2.93（1.89）	2.94（2.42）
	否	2.49（2.37）	2.53（1.74）	2.50（2.25）
医院等级	三级医院	2.48（2.37）	2.63（1.87）	2.52（2.26）
	二级医院	2.91（2.54）	2.90（1.59）	2.91（2.43）
	一级医院	3.14（2.62）	2.93（1.77）	3.07（2.36）
合计		2.66（2.45）	2.71（1.81）	2.67（2.32）

表 10-2　不同透析模式患者的住院天数［平均值（标准差）］

单位：天／（人·年）

分组		血液透析	腹膜透析	合计
性别	男性	34.67（40.20）	35.80（32.71）	34.91（38.68）
	女性	36.92（42.88）	38.80（33.65）	37.36（40.94）
年龄组（岁）	<18	17.00（11.53）	37.00（41.61）	27.00（29.42）
	18～44	30.69（36.92）	34.88（32.20）	31.71（35.85）
	45～64	34.73（38.45）	36.76（31.99）	35.18（37.12）
	≥65	39.55（46.75）	38.92（35.29）	39.42（44.55）
	未知	3.00（—）	—（—）	3.00（—）
合并糖尿病	是	42.59（44.44）	41.41（34.11）	42.30（42.09）
	否	31.32（38.69）	33.68（31.97）	31.81（37.40）
医院等级	三级医院	34.62（40.33）	36.50（34.99）	35.08（39.08）
	二级医院	36.16（41.13）	40.08（26.63）	36.71（39.45）
	一级医院	42.10（50.50）	35.75（30.27）	39.93（44.64）
合计		35.57（41.30 ）	37.05（33.12）	35.90（39.62）

表 10-3 血液透析患者的特定原因住院比例 [N (%)]

分组		心血管疾病	感染性疾病	血管通路事件
性别	男性	864 （19.46）	271 (6.10)	508 (11.44)
	女性	578 （17.96）	168 (5.22)	311 (9.66)
年龄组（岁）	<18	15 （12.10）	5 (4.03)	2 (1.61)
	18 ~ 44	113 （8.36）	80 (5.92)	182 (13.46)
	45 ~ 64	597 （18.71）	184 (5.77)	366 (11.47)
	≥ 65	717 （23.96）	170 (5.68)	269 (8.99)
合并糖尿病	是	746 （25.42）	195 (6.64)	383 (13.05)
	否	696 （14.73）	244 (5.17)	436 (9.23)
医院等级	三级医院	816 （18.92）	247 (5.73)	486 (11.27)
	二级医院	354 （16.71）	112 (5.29)	238 (11.23)
	一级医院	272 (22.19)	80 (6.53)	95 (7.75)
合计		1 442 （18.83）	439 (5.73)	819 (10.69)

表 10-4 腹膜透析患者的特定原因住院比例 [N (%)]

分组		心脑血管疾病	感染性疾病	血管通路事件
性别	男性	75 (13.02)	40 (6.94)	47 (8.16)
	女性	51 (9.43)	39 (7.21)	20 (3.70)
年龄组（岁）	<18	6 (35.29)	0 (0)	0 (0)
	18 ~ 44	18 (6.19)	16 (5.50)	10 (3.44)
	45 ~ 64	36 (7.84)	28 (6.10)	38 (8.28)
	≥ 65	66 (18.86)	35 (10.00)	19 (5.43)
合并糖尿病	是	69 (17.25)	35 (8.75)	28 (7.00)
	否	57 (7.95)	44 (6.14)	39 (5.44)
医院等级	三级医院	79 (10.85)	49 (6.73)	40 (5.49)
	二级医院	26 (12.04)	14 (6.48)	16 (7.41)
	一级医院	21 (12.14)	16 (9.25)	11 (6.36)
合计		126 (11.28)	79 (7.07)	67 (6.00)

表 10-5 不同透析模式患者的 30 天再住院率 [*N* (%)]

分组		血液透析	腹膜透析	合计
性别	男性	1060 (23.87)	177 (30.73)	1237 (24.66)
	女性	762 (23.67)	123 (22.74)	885 (23.54)
年龄组（岁）	<18	20 (16.13)	1 (5.88)	21 (14.89)
	18 ~ 44	249 (18.42)	55 (18.90)	304 (18.50)
	45 ~ 64	757 (23.73)	128 (27.89)	885 (24.25)
	≥ 65	796 (26.60)	116 (33.14)	912 (27.29)
合并糖尿病	是	914 (31.14)	138 (34.50)	1052 (31.54)
	否	908 (19.22)	162 (22.59)	1070 (19.67)
医院等级	三级医院	1026 (23.78)	197 (27.06)	1223 (24.26)
	二级医院	497 (23.45)	61 (28.24)	558 (23.90)
	一级医院	299 (24.39)	42 (24.28)	341 (24.37)
合计		1822 (23.79)	300 (26.86)	2122 (24.18)

（杨 超 王怀玉 赵新菊 楚 红 何代钧 苏在明 王 芳）

参考文献

[1] Daratha KB, Short RA, Corbett CF, et al. Risks of subsequent hospitalization and death in patients with kidney disease. Clin J Am Soc Nephrol, 2012, 7: 409-416.

[2] Zhang LX, Zhao MH, Zuo L, et al. China Kidney Disease Network（CK-NET）2015 Annual Data Report. Kidney Int Suppl, 2019, 9（1）: e1-e81.

第 11 章
透析患者的医疗费用

接受透析治疗的终末期肾脏病（end stage kidney disease，ESKD）患者医疗花费巨大，ESKD 患者在人群中的占比与其高昂的医疗花费不成比例，因此被称为"医疗费用放大器"。在本章中我们将介绍透析患者的医疗费用具体模式及其对医疗卫生系统的影响。

2016 年，18 083 例透析患者的整体医疗费用支出达到 9.11 亿元，其中 75.6% 由城镇职工和城镇居民基本医疗保险承担，45 岁及 45 岁以上透析患者的花费占整体费用的 80% 以上（表 11-1）。血液透析（hemodialysis，HD）患者的透析直接费用为最主要的医疗支出（30.79%），其次是药物费用（30.27%），但是腹膜透析（peritoneal dialysis，PD）患者的上述两项费用位次进行了互换（透析直接费用：28.74%，药费：34.48%）（表 11-1）。2016 年 HD 和 PD 患者的中位医疗费用相比于 2015 年均有所增加（HD：89 257 元 vs.87 125 元；PD：79 563 元 vs.73 266 元）（表 11-2）[1]。门诊 PD 患者的整体年中位医疗费用低于 HD 患者（50 669 元 vs.60 896 元），然而，在住院透析患者中，PD 患者的中位医疗费用显著高于 HD 患者（36 363 元 vs.27 805 元）（表 11-2）。

与住院透析患者费用模式不同的是，门诊透析患者主要的医疗费用为透析直接相关费用，占整体医疗费用的 57.33%（HD：58.17%，PD：50.68%）（表 11-3，表 11-4）。此外，门诊患者的自费自付比例要远低于住院患者（17.49% vs.29.05%）（表 11-3，表 11-4），这可能与各地不同类型患者的医保报销政策差异有关。

表 11-1　不同透析模式患者的整体费用支出占比

分组		血液透析	腹膜透析	合计
性别（%）	男性	61.74	59.00	61.42
	女性	38.26	41.00	38.58
年龄（%）	<18 岁	0.75	1.76	0.87
	18～44 岁	18.32	21.52	18.68
	45～64 岁	42.12	38.35	41.69
	≥65 岁	38.64	38.28	38.60
	未知	0.17	0.09	0.16
各项费用占比（%）	实验室化验	6.67	8.52	6.88
	其他检查	4.72	4.41	4.69
	药物	30.27	34.48	30.76
	透析直接费用	30.79	28.74	30.56
	其他	27.55	23.84	27.12
支付模式（%）	城镇职工和居民基本医疗保险	75.81	74.29	75.64
	自费自付	24.19	25.71	24.36
医院等级（%）	三级医院	71.65	79.68	72.57
	二级医院	22.51	13.44	21.47
	一级医院	5.83	6.88	5.95
整体费用（元）		806 886 272	104 572 915	911 459 186

表 11-2　不同透析模式患者的年人均费用［中位值（IQR）］

单位：元

类别	血液透析	腹膜透析	合计
门诊患者	60 896（46 056～93 358）	50 669（25 276～69 828）	60 062（41 596～88 995）
住院患者	27 805（12 952～58 870）	36 363（18 196～71 890）	29 195（14 059～61 223）
全体	89 257（66 390～123 050）	79 563（58 485～113 313）	87 776（64 531～121 764）

注：IQR. 四分位间距

表 11-3 不同透析模式患者的住院费用

类别		血液透析	腹膜透析	合计
住院费用（元）		479 059 071	62 878 177	541 937 248
住院／整体（%）		59.37	60.13	59.46
性别（%）	男性	61.59	57.36	61.10
	女性	38.41	42.64	38.90
年龄（%）	<18 岁	1.05	2.64	1.24
	18～44 岁	16.24	21.80	16.89
	45～64 岁	39.03	33.84	38.43
	≥65 岁	43.68	41.72	43.45
	未知	0.00	—	0.00
各项费用占比（%）	实验室化验	9.97	12.25	10.23
	其他检查	7.20	6.84	7.16
	药物	33.57	34.72	33.70
	透析直接费用	12.05	14.20	12.30
	其他	37.21	31.99	36.61
支付模式（%）	城镇职工和居民基本医疗保险	71.15	69.43	70.95
	自费自付	28.85	30.57	29.05
医院等级（%）	三级医院	77.25	85.03	78.16
	二级医院	18.69	11.44	17.85
	一级医院	4.05	3.53	3.99

表 11-4 不同透析模式患者的门诊费用

类别		血液透析	腹膜透析	合计
门诊费用（元）		327 827 201	41 694 738	369 521 938
门诊／整体（%）		40.63	39.87	40.54
性别（%）	男性	61.96	61.47	61.91
	女性	38.04	38.53	38.09
年龄（%）	<18 岁	0.32	0.45	0.33
	18～44 岁	21.35	21.08	21.32
	45～64 岁	46.63	45.14	46.47
	≥65 岁	31.28	33.09	31.49
	未知	0.41	0.24	0.39

续表

类别		血液透析	腹膜透析	合计
各项费用占比（%）	实验室化验	1.84	2.89	1.96
	其他检查	1.10	0.74	1.06
	药物	25.46	34.13	26.43
	透析直接费用	58.17	50.68	57.33
	其他	13.42	11.56	13.21
支付模式（%）	城镇职工和居民基本医疗保险	82.63	81.62	82.51
	自费自付	17.37	18.38	17.49
医院等级（%）	三级医院	63.47	71.61	64.39
	二级医院	28.10	16.46	26.79
	一级医院	8.43	11.93	8.83

（杨　超　苏在明　王怀玉　高碧霞　王　芳）

参考文献

[1] Zhang LX, Zhao MH, Zuo L, et al. China Kidney Disease Network（CK-NET）2015 Annual Data Report.Kidney Int Suppl, 2019, 9（1）: e1-e81.

第 12 章

区域性透析登记系统数据

本章汇总了三个省份（山东省、浙江省和新疆维吾尔自治区）的透析质控中心的数据，以便更好地了解我国不同区域透析患者的流行病学特征和治疗情况。

从地理分布上看，山东和浙江位于我国的东部，新疆处在我国的西北部，这三个省份2016年的基本人口和经济统计情况见表12-1。浙江透析患者的患病率和发病率均为最高，同时也高于本报告报道的全国平均水平（表12-2）。整体上看，随着各地经济水平提高，尤其是人均国内总产值的增加，透析患者的患病率和发病率也在增加（表12-1，表12-2）。浙江血液透析（hemodialysis，HD）和腹膜透析（peritoneal dialysis，PD）患者的死亡率也是最高的，而山东未提供PD患者的相关数据（表12-2）。相比于其他两个省份，新疆的透析患者较为年轻（表12-3）。

肾小球肾炎仍然是三个省份当年新增和年末在透患者的主要病因（表12-4），这与2013年日本报道的糖尿病肾病为新发透析患者首位病因是不同的[1]。三个省份HD和PD患者的死因前三位分别为心血管事件、脑血管事件和感染（表12-5）。

三个省份血液透析患者的乙肝感染率比较接近，在6%左右波动，而新疆的丙肝感染率最高，为5.3%（图12-1）；浙江的腹膜透析患者乙肝感染率最高，为8.5%（图12-1）。三个省份透析患者在不同实验室检查（包括血红蛋白、转铁蛋白饱和度百分比、铁蛋白、血清钙、血清磷、全段甲状旁腺素、血清白蛋白和单室尿素清除指数）的达标率上差异较大，这表明对于我国透析患者的管理仍需要进一步加强（表 12-6）。

表 12-1 2016 年山东、浙江和新疆的基本人口和经济统计情况 *

省份	面积（万平方公里）	人口数（百万）	医疗卫生总支出（亿元）	医疗卫生支出在GDP中占比（%）	人均 GDP（元）	人均医疗卫生支出（元）
山东	15	99.47	3354.7	4.93	68 733	3372.70
浙江	10	55.90	2573.6	5.45	84 916	4603.84
新疆	166	23.98	962.3	9.97	40 564	4012.89

注：① * 数据来源于《中国统计年鉴（2017）》和《中国卫生健康统计年鉴（2018）》；② GDP. 国内生产总值

表 12-2 山东、浙江和新疆透析患者的患病率、发病率和死亡率

省份	血液透析				腹膜透析			
	年末人数	患病率（PMP）	发病率（PMP）	死亡率（%）	年末人数	患病率（PMP）	发病率（PMP）	死亡率（%）
山东 *	25 678	260.8	84.7	8.6	—	—	—	—
浙江	21 716	390.3	91.8	12.5	6 065	109.0	27.2	6.1
新疆	4698	195.0	51.0	9.6	663	31.0	4.0	4.8

注：① * 山东未报腹膜透析数据；② PMP. 每百万人口

表 12-3 山东、浙江和新疆透析患者的基本人口学特征

省份	血液透析					腹膜透析				
	男性（%）	平均年龄（岁）	18～44岁（%）	45～64岁（%）	≥65岁（%）	男性（%）	平均年龄（岁）	18～44岁（%）	45～64岁（%）	≥65岁（%）
山东 *	55.9	55.3	16.4	48.5	32.2	—	—	—	—	—
浙江	59.0	60.8	14.8	42.6	38.4	52.4	60.6	19.7	46.8	27.4
新疆	64.7	51.8	29.8	45.2	20.4	56.0	49.9	18.6	26.2	6.2

注：* 山东未报腹膜透析数据

表 12-4　山东、浙江和新疆透析患者的前三位原发病情况

| 省份 | 当年新增 | | | | | | 年末在透 | | | | | |
| | 血液透析 | | | 腹膜透析 | | | 血液透析 | | | 腹膜透析 | | |
	第1位(%)	第2位(%)	第3位(%)	第1位(%)	第2位(%)	第3位(%)	第1位(%)	第2位(%)	第3位(%)	第1位(%)	第2位(%)	第3位(%)
山东*	GN(—)	DKD(—)	HTN(—)	—	—	—	GN(—)	DKD(—)	HTN(—)	—	—	—
浙江	GN(45.1)	DKD(22.9)	HTN(7.2)	GN(51.1)	DKD(14.6)	HTN(8.0)	GN(44.7)	DKD(22.6)	HTN(7.9)	GN(50.3)	DKD(14.3)	HTN(8.9)
新疆	原发性肾小球疾病(30.5)	DKD(30.5)	HTN(12.9)	原发性肾小球疾病(21.0)	继发性肾小球疾病(5.0)	泌尿系统肿瘤(1.0)	原发性肾小球疾病(37.4)	DKD(26.5)	HTN(15.0)	原发性肾小球疾病(9.3)	继发性肾小球疾病(2.5)	泌尿系统感染和结石(0.2)

注：① *山东未报腹膜透析数据；② DKD.糖尿病肾病；GN.肾小球肾炎；HTN.高血压肾损害

表 12-5　山东、浙江和新疆透析患者的前三位死亡原因

| 省份 | 血液透析 | | | 腹膜透析 | | |
	第1位(%)	第2位(%)	第3位(%)	第1位(%)	第2位(%)	第3位(%)
山东*	心血管事件(—)	脑血管事件(—)	感染(—)	—	—	—
浙江	心血管事件(27.7)	脑血管事件(18.4)	感染(17.9)	心血管事件(25.7)	脑血管事件(19.3)	感染(17.7)
新疆	心血管事件(40.0)	脑血管事件(35.9)	感染(9.9)	心血管事件(58.2)	脑血管事件(8.2)	感染(2.7)

注：*山东未报腹膜透析数据

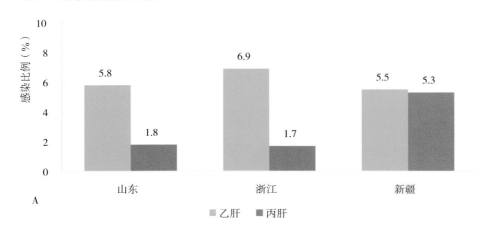

A

乙肝　丙肝

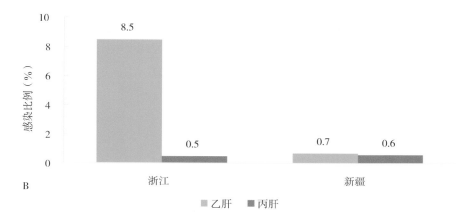

图 12-1　山东*、浙江和新疆血液透析（A）和腹膜透析（B）患者的乙肝和丙肝感染情况

注：* 山东未报腹膜透析数据

表 12-6　山东、浙江和新疆透析患者的化验检查达标率*

透析模式	省份	血红蛋白	转铁蛋白饱和度百分比	铁蛋白	血钙	血磷	iPTH	血白蛋白	SpKt/V
血液透析	山东	45.9	—	57.3	52.5	21.3	24.9	56.2	46.5
	浙江	18.5	79.2	52.7	68.6	26.3	27.7	38.4	87.6
	新疆	63.5	27.1	51.2	51.5	39.4	54.7	76.7	40.9
腹膜透析	山东**	—	—	—	—	—	—	—	—
	浙江	19.8	79.5	47.6	73.8	36.8	31.2	22.9	90.3
	新疆	10.7	2.4	10.0	18.0	10.3	6.0	2.0	—

注：① * 取患者该年度最后一次化验值，各化验检查指标的达标标准定义如下：血红蛋白 ≥110g/L；转铁蛋白饱和度百分比 >20%；铁蛋白 >200μg/L；血钙 2.10 ~ 2.50mmol/L；血磷 0.87 ~ 1.45mmol/L；iPTH 150 ~ 300pg/ml；血白蛋白 >40g/L；SpKt/V ≥1.2；② ** 山东未报腹膜透析数据；③ iPTH. 全段甲状旁腺素；SpKt/V. 单室尿素清除指数

（陈江华　高碧霞　刘　健　苏在明　孙　晶　孙颖平

王　荣　王怀玉　杨　超　姚　曦　张　萍）

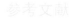

[1] Masakane I, Nakai S, Ogata S, et al. An overview of regular dialysis treatment in Japan（As of 31 December 2013）. Ther Apher Dial, 2015, 19（6）：540-574.

第 13 章
肾移植等待名单

肾移植是终末期肾脏病（end stage kidney disease，ESKD）患者进行肾脏替代治疗的选择之一。在过去 10 余年间，我国在器官捐献与移植体系建设工作上取得了显著进步，并获得了国际上的高度认可。自 2013 年 9 月 1 日起，我国所有器官分配必须通过中国人体器官分配与共享计算机系统（China Organ Transplant Response System，COTRS）进行，这是一个全国性公开、透明的器官分配系统。

本章有关 2016 年中国肾移植等待名单上的患者数据，将由中国器官移植发展基金会出版的《中国器官移植发展报告（2015—2018）》提供，因此本报告将不再描述肾移植等待者的具体特征。《中国器官移植发展报告（2015—2018）》的数据显示：截至 2016 年底，全国共有 26 039 人等待肾脏移植（不包含港澳台地区），相比于 2015 年的 21 411 人有所增加[1]。

同时，该报告还显示，根据对中国肾脏移植科学登记系统（Chinese Scientific Registry of Kidney Transplantation，CSRKT）的分析，2016 年我国实施公民逝世后器官捐献（deceased donation，DD）肾脏移植 7224 例，亲属间活体肾脏移植 1795 例[1]。自 2015 年起，我国的 DD 肾脏移植得到快速发展，已成为中国内地肾脏移植的主要类型[1]。儿童（<18 岁）肾脏移植近年来也得到广泛关注，2016 年的移植例数约占全国肾脏移植比例的 2.3%[1]。

（杨　超　史　赢　张路霞　王海波）

参考文献

[1] 中国器官移植发展基金会 . 中国器官移植发展报告（2015—2018）. http://www.cotdf.org.cn.

第 14 章

中国肾脏疾病科学报告结果讨论

通过整合和挖掘不同来源的国家卫生监管性或保险数据库，本年度的中国肾脏疾病科学报告为全面了解我国慢性肾脏病（chronic kidney disease，CKD）和终末期肾脏病（end stage kidney disease，ESKD）疾病负担提供了有力的数据支撑，为建立我国肾脏疾病的监测体系奠定了坚实基础。同时，这项研究工作对于制订我国的肾脏疾病防治策略具有重要价值和政策意义。

2017 年，全球共有 6.975 亿名慢性肾脏病患者，其中我国的患者人数最多，据估计为 1.323 亿人[1]。此外，在我国 120 万人的死亡病例中有超过 17 万人死于慢性肾脏病，仅次于印度、位居世界第二位[1]。本研究发现，慢性肾脏病住院患者占我国三级医院所有住院患者的 4.86%，略高于之前报道的比例（2014 年为 4.47%，2015 年为 4.80%）[2,3]。美国肾脏病数据系统（United States Renal Data System，USRDS）最近发表的年度报告称，慢性肾脏病的患病率在逐年稳步上升；从 2016 年至 2017 年，联邦医疗保险患者中的慢性肾脏病比例从 13.8% 上升到 14.5%[4]。我们需要强调的是，本报告中的慢性肾脏病比例综合反映了其患病率、住院率和诊断率，因此在进行国际水平上的比较时必须谨慎。此外，在其他重大慢性非传染性疾病，比如糖尿病和高血压患者中，慢性肾脏病所占的比例相对更高，这提示了对这些高风险人群进行管理的重要性和必要性。糖尿病肾病被发现是慢性肾脏病患者最常见的病因，而且在不同地理区域和不同社会经济状态的人群中，慢性肾脏病的疾病谱也不尽相同。因此，有效预防和管理糖尿病肾病，对于减轻未来的终末期肾脏病负担至关重要。

随着我国经济的快速发展和人口老龄化的加剧，人们对于高质量的医疗服务需求也越来越高[5]。由于医疗资源通常集中在相对发达地区，因此越来越多的患者选择在自己常住地之外、医疗水平相对更好的地方就医。与其他慢性非传染性疾病相比，我国肾脏专科的诊疗能力和水平存在巨大的地区异质性[6]。总体而言，慢性肾脏病患者的跨地域（跨省份）就诊比例为5.98%。慢性肾脏病患者跨地域就诊的流动模式表明，我国不同地区的肾脏疾病诊疗水平和医疗资源分布不均衡，经济和医疗条件相对发达的地区对于周边地区具有明显的"虹吸效应"。尽管政府做出了很多努力来优化地区间医疗资源配置，但患者跨地域就诊的现象仍然普遍存在，这与国务院倡导的"大病不出县"的政策相悖[7]。本团队前期对于互联网诊疗平台相关数据进行整合、清洗和分析，结果显示我国不同地区具有肾脏专科的三级医院数量和医生数量具有较大地区差异性（表14-1）；进一步将上述反映肾脏专科诊疗能力和资源的数据、城市经济水平、交通可达性等数据与慢性肾脏病患者跨地域就诊流动数据进行融合，发现肾脏专科医疗资源是影响跨地域就诊的最主要决定因素。因此，优化资源配置、提升薄弱地区的肾脏诊疗能力和可及性是目前需要重点关注的政策要务。

表 14-1　我国不同地区具有肾脏专科的三级医院和医生的数量

地理区域	医院数量*	医生数量*
华东地区	639	4351
华北地区	314	2018
华中地区	259	1731
华南地区	219	1528
西北地区	137	911
西南地区	276	1537
东北地区	185	1114
合计	2029	13 190

注：*相关数据整理自国内互联网诊疗平台，不包含港澳台地区

　　国际肾脏病学会（International Society of Nephrology，ISN）的调查结果显示，全球范围内肾脏替代治疗的患病率存在明显差异，从卢旺达的4/百万人口到中国台湾的3392/百万人口不等[8]。2017年，美国终末期肾脏病的患病率达

到了 2203.5/ 百万人口，其中 1/3 的新发患者很少或根本没有接受终末期肾脏病相关治疗[4]。在本年度报告中，我们基于城镇职工和居民基本医疗保险数据和商业健康保险数据，估计了我国接受透析治疗患者的年龄标化患病率和发病率。结果显示，我国透析年龄标化患病率（2016 年：419.12/ 百万人口）低于美国和我国台湾省报道的数据[4,8]，同时也略低于经济水平相对较好的浙江省（2016 年：499.3/ 百万人口）。而且，根据汇总的三个省级透析质控中心的数据显示，透析的患病率和发病率随着当地经济水平、特别是人均国内生产总值的增加而增加。

本报告中的其他发现包括代谢性疾病对慢性肾脏病疾病谱的影响、慢性肾脏病过高的医疗花费、住院患者中急性肾损伤的漏诊、透析患者不乐观的管理和治疗情况，以及儿童和青少年的透析现状等，同样将启发未来的研究思路和相关政策的制定。总体来看，我国肾脏领域若干亟待解决的问题和相对有限的医疗资源将长期共存。我国在管理逐渐增多的 ESKD 患者方面，仍然面临着一些重大挑战，比如缺乏资金支持和相关临床资源、地区间医疗服务可及性存在差异、总体人群慢性肾脏病的知晓率相对较低等。为应对和解决上述挑战，需要政府、多个组织机构和部门、医护人员及社会公众的共同努力；将慢性肾脏病纳入国家现有的重大慢性疾病防治策略当中，有助于提高人们对慢性肾脏病的认知，减轻终末期肾脏病的疾病负担。

在国家卫生健康委员会和中华医学会肾脏病学分会的大力支持下，中国肾脏疾病数据网络（China Kidney Disease Network，CK-NET）的年度报告可视为借力大数据监测肾脏疾病负担的典型案例。我们希望 CK-NET 的新模式及实践经验，能够与其他同样面临慢性肾脏病威胁的国家或地区分享，从而为肾脏疾病的监测和防治策略的制订提供参考。我们真诚欢迎各界人士的合作，共同改善中国乃至全球的肾脏健康。

（杨　超　李鹏飞　张路霞）

参考文献

[1]　GBD Chronic Kidney Disease Collaboration.Global, regional, and national burden of chronic

kidney disease, 1990-2017: a systematic analysis for the Global Burden of Disease Study 2017. Lancet, 2020, 395（10225）: 709-733.

[2] Zhang L, Wang H, Long J, et al. China Kidney Disease Network（CK-NET）2014 Annual Data Report. Am J Kidney Dis, 2017, 69（6S2）: A4.

[3] Zhang L, Zhao MH, Zuo L, et al. China Kidney Disease Network（CK-NET）2015 Annual Data Report. Kidney Int Suppl, 2019, 9（1）: e1-e81.

[4] Zhang L, Wang F, Wang L, et al. Prevalence of chronic kidney disease in China: a cross-sectional survey. Lancet, 2012, 379（9818）: 815-822.

[5] Saran R, Robinson B, Abbott KC, et al. US Renal Data System 2019 Annual Data Report: Epidemiology of Kidney Disease in the United States. Am J Kidney Dis, 2020, 75（1S1）: A6-A7.

[6] Yang G, Wang Y, Zeng Y, et al. Rapid health transition in China, 1990—2010: findings from the Global Burden of Disease Study 2010. Lancet, 2013, 381（9882）: 1987-2015.

[7] The Stata Council.China sets up new system to optimize medical resources.September 11, 2015. http://english.www.gov.cn/policies/latest_releases/2015/09/11/content_281475187605730.htm （accessed January 29, 2020）

[8] Bello AK, Levin A, Lunney M, et al. Status of care for end stage kidney disease in countries and regions worldwide: international cross sectional survey.BMJ, 2019, 367: l5873.

第 15 章

肾脏疾病研究通用数据标准制定与数据质量评估

一、肾脏疾病研究通用数据标准制定

1. 项目背景　随着卫生健康服务体系信息化建设的不断完善，电子病历、医保记录、疾病监测等基于日常业务产生的数据不断累积，形成健康医疗大数据。当前，健康医疗大数据成为健康医疗行业治理、公共卫生服务和科学研究的重要资源，对于大数据的价值挖掘已经成为提升医疗效率与质量的重要路径。但是目前医疗领域大数据的利用尚存在数据标准不统一、整合困难等问题，导致其价值难以体现。2020 年 10 月 12 日，国家卫生健康委员会规划发展与信息化司发布了《关于加强全民健康信息标准化体系建设的意见》，提出要加强全民健康信息标准化体系建设，推进互联网、大数据、人工智能、区块链、5G 等新兴信息技术与卫生健康行业的创新融合发展；并提出四项重点任务：①促进全民健康信息基础设施标准化建设；②加强全民健康信息数据库标准化建设；③推进新兴信息技术应用标准化建设；④加强网络安全标准化建设。因此，制定统一的数据标准是实现数据互联互通和共享应用的基础。

观察性健康医疗数据科学与信息学计划（Observational Health Data and Informatics，OHDSI）作为全球非营利性研究联盟，主要针对健康医疗大数据开展跨学科合作研究、提升临床医疗数据价值，对于通用数据模型（Common Data Model，CDM）的开发是其核心工作[1]。在不同数据源内存储的医疗数据，因其使用目的侧重点不同，数据结构也不尽相同。CDM 可以从多种数据来源中提取特定信息的结构和框架，通过建立标准化的变量表单，实现从海量数据中准确、快速、有效地提取研究或管理所需要的关键信息。同时，CDM 还有助于形成一套较为完整的标准分析方法体系，最大限度利用已有数据资源回答实际问题；

用标准化程序进行统计分析，也可以降低为多个异构数据分别建立分析程序的人力和时间成本。因此，基于国际标准的 CDM，对于肾脏疾病领域研究数据标准的制定具有重要参考意义。目前 CDM 包括标准化术语表、标准化元数据、标准化临床数据表、标准化健康系统数据表、标准化卫生经济数据表和标准化派生元素六大模块 [2,3]。

2. 研究进展　本研究团队前期学习和参考 OHDSI CDM 标准，以及国内呼吸系统疾病专病队列研究标准的制定流程 [3]，以国内肾脏领域某大型队列研究数据为例，对现有数据资源和变量情况进行评估，对肾脏疾病标准数据集的建设尝试初步探索，以期为建立肾脏疾病领域研究数据标准、更好地整合多源异构数据提供参考。通过分析肾脏疾病队列数据的特征，提出肾脏队列数据标准概念框架，形成最终变量表单和肾脏疾病研究通用数据标准（表 15-1）。鉴于国内外缺乏针对肾脏疾病的数据标准，本研究团队目前开展的探索性工作具有重要的实际意义；同时下一步也需要不断纳入更多的肾脏疾病数据资源，将已有通用数据标准进行细化和完善，推动肾脏专科领域的数据共享和整合利用。

表 15-1　肾脏疾病研究通用数据标准基本情况

模块名称	模块内容	CDM 对应模块
纳入排除标准	研究对象的纳入和排除标准、是否加入队列、是否签署知情同意书等	—
基本信息	研究对象的 ID／就诊卡号／医保号、联系方式、纳入时间、其他联系人等	PERSON OBSERVATION_ PERIOD
社会人口学信息	研究对象的性别、年龄、出生日期、职业、民族、文化程度、婚育情况、家庭收入、医保类型等	PERSON
暴露因素／危险因素	①职业与环境暴露 ②生活行为方式（吸烟、饮酒、体育锻炼等） ③过敏史／用药史（肾毒性药物应用等） ④非药物治疗史（是否曾接受泌尿外科手术等） ⑤家族史（亲人中是否有人患肾脏疾病或尿毒症等）	OBSERVATION
既往病史／现病史	①疾病史与合并基础疾病(高血压、糖尿病、心肌梗死、心脑血管疾病等) ②症状	OBSERVATION
诊断信息	研究对象的门诊／入院／出院诊断、肾脏病病因诊断等	PROCEDURE_ OCCURRENCE OBSERVATION

模块名称	模块内容	CDM 对应模块
检查信息	①基本体检 ②实验室检查（血常规、肝功能、肾功能、血脂、血糖、铁五项、骨代谢、电解质、甲状旁腺素、免疫学指标、尿常规、尿白蛋白肌酐比、24 小时尿蛋白定量、糖化血红蛋白、24 小时肌酐清除率等） ③影像学检查（胸部 X 线片、双肾彩超、超声心动图、肾动脉彩超、肾动脉造影等） ④辅助检查	MEASUREMENT
治疗信息	①药物治疗（用药频率、类型、方式、时间等） ②非药物治疗	DRUG_EXPOSURE DEVICE_EXPOSURE
疾病进展与转归情况	研究对象随访期基于诊断与症状所反映的疾病进展与转归情况（进入终末期肾脏病、心脑血管疾病、死亡等）	CONDITION_OCCURRENCE VISIT_OCCURRENCE DEATH
生物标本量表	研究对象生物标本的采集与储存情况	SPECIMEN
	反映研究对象精神状态、肾脏病和生活质量、抑郁、焦虑、活动指数的量表等	—

此外，浙江省北大信息技术高等研究院、浙江省血液透析质量控制中心与 CK-NET 团队联合研发了智能透析数据管理平台，服务于浙江省透析质量控制与管理。该平台应用自主研发的智能化院内数据收集整合技术，从医院各个业务系统中进行透析相关数据的自动化提取，并利用机器学习算法技术对原始数据进行数据清洗与标准化处理，形成易用性强的标准透析数据集；然后构建安全可控的院内院外数据传输通道，实现透析相关数据从透析机构向透析数据平台的智能稳定传输；同时进一步建设区域级透析数据信息化管理系统，结合权威的医学知识、构建数据统计与分析模块，并进行可视化呈现。

二、肾脏疾病数据质量评估

1.项目背景　相较于传统科研数据，健康医疗大数据的获取更加省时、省力，而且数据量大、覆盖范围广。但是，因为源于真实世界的业务场景，健康医疗大数据通常在数据采集和预处理等过程中缺乏标准和质量控制，存在"量大而质乏"的问题，限制了开展疾病预测、辅助诊疗等相关研究与应用的可行性和科学性，导致数据价值大打折扣。因此，对健康医疗大数据的质量和价值进行全面、深入的评估，是保障后期数据研究可行性、提升数据挖掘结果可靠性、加强健康医疗服务管理的必要前提。

美国国立卫生院提出评估健康医疗数据质量的主要维度，包括完整性、准确性和一致性。Electronic Data Methods Forum Community 提出健康医疗数据质量评估应分为 4 个环节：数据采集、数据处理、数据元素描述和分析；每个环节分别对应 6、5、4、5 个具体条目，并对每个条目的评估、改善提出了具体的建议[4]。Ning 等[5] 则构建了针对健康医疗数据应用于观察性研究的价值评估体系，该体系以应用为导向，提出对于数据使用者而言，数据价值高低主要考虑 3个问题：数据是否可及、数据的内容有哪些以及数据是否适合使用。然而，由于这些框架仅细化至维度、条目，尚无具体的评估、衡量指标，使得其仅在理论层面上对健康医疗大数据的质量和价值进行了评估，较难在真实世界中得以实践。此外，这些框架多基于美国等西方国家的健康医疗大数据构建，这些国家的信息化程度较高、不同地区信息化程度较均衡、各信息系统间互联互通较完善、健康医疗大数据服务管理实施较早，数据标准相对统一，因此在我国这些框架难以直接外推应用。我国的现有卫生信息标准，如《电子病历基本数据集》等，更多是针对业务、管理范畴的约束，而较少的关注数据在科研应用中二次使用的需求。

综上所述，我们基于已开发的符合我国国情的健康医疗大数据质量评估体系，调研了我国肾脏疾病领域某科研项目队列数据资源的质量现状；明确评估体系的应用与推广模式，探索了实现我国健康医疗数据资源质量第三方评估的可行性。

2. 实施过程　在国家卫生健康委员会规划发展与信息化司的支持下，北京大学健康医疗大数据国家研究院联合 CK-NET 团队通过文献综述、专家会议及访谈构建了"健康医疗大数据质量评估体系"；通过德尔菲法进行专家咨询，评价已构建的健康医疗大数据质量评估体系中各数据质量维度、评估指标的合理性、重要性和可操作性，并调整、补充数据质量维度和评估指标，优化评估体系，最终形成健康医疗大数据质量评估体系，涉及 5 个维度及 24 项指标（图 15-1）。基于该评估体系，调研我国肾脏领域某科研项目队列研究数据：对于评估框架中非计算指标，通过访谈数据管理人员调研数据质量情况；对于可计算指标，根据数据采集时间、采集地点等因素抽取部分数据，通过计算重点变量相应指标调研数据质量情况。

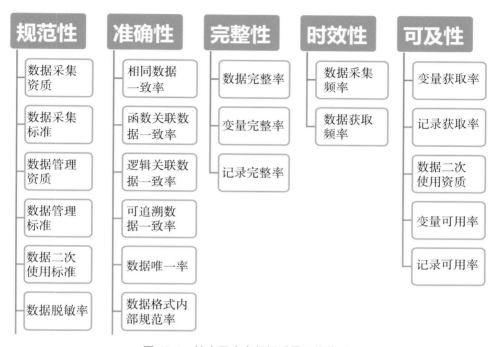

图 15-1　健康医疗大数据质量评估体系

3. 评估结果　该数据源自全国多个省市研究中心，涉及 5095 名肾脏专科患者的社会人口学、生活方式、疾病史及长期化验、检查、诊断、用药等多方面信息，共计 7 个子数据库、975 个变量、109 984 条记录（图 15-2）。基于研究中心分层随机抽取 500 人、9228 条记录调研数据质量，主要调研结果见表 15-2。

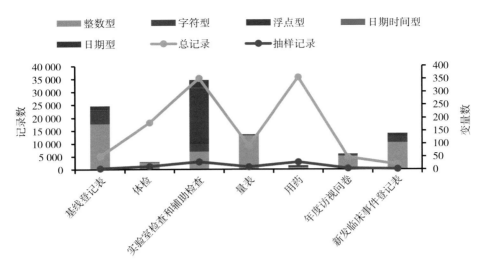

图 15-2　某肾脏疾病科研项目队列数据变量情况

表 15-2　某肾脏疾病科研项目队列数据质量调研结果

维度	指标	调研结果
1 规范性	1.1 数据采集资质	数据采集方通过伦理审批相关行政审查具备数据采集资质、获得采集许可，采集设备、技术符合临床规范，采集人员具备临床从业资质
	1.2 数据采集标准	有详细数据采集标准规范数据采集流程，采集过程符合采集标准
	1.3 数据管理资质	数据管理方同数据采集方，具备数据管理资质、获得管理许可，管理设备、技术、人员符合项目要求约束，项目信息系统具备用户授权与认证、审计追踪、数据存储／备份／恢复、数据字典管理、数据主体隐私保护等基本功能，数据管理人员接受相关业务培训具备管理资质
	1.4 数据管理标准	有数据管理标准规范和流程，数据管理标准包括用户授权与认证、审计、数据备份与恢复、数据字典管理、数据主体隐私保护等内容
	1.5 数据二次使用标准	有数据二次使用标准规范和流程，需经过申请审核有条件使用数据
	1.6 数据脱敏率	数据已脱敏
	1.7 数据加密率	0% 共调研 23 个变量，加密率均为 0%

续表

维度	指标	调研结果
2　准确性	2.1　相同数据一致率	不适用 不存在不同来源相同变量
	2.2　函数关联数据一致率	74.0% 共调研 1 个变量
	2.3　逻辑关联数据一致率	54.1% 共调研 274 个变量，一致率范围为 0 ~ 100%，其中 54 个变量一致率为 100%
	2.4　可追溯数据一致率	不适用 不存在可追溯变量
	2.5　数据唯一率	98.9% 共调研 12 个变量，唯一率范围为 92.0% ~ 100%，其中 9 个变量唯一率为 100%
	2.6　数据格式内部规范率	99.9% 调研全部变量，规范率范围为 34.6% ~ 100%，其中 957 个变量规范率为 100%
	2.7　数据格式外部规范率	100% 共调研 6 个变量，规范率均为 100%
3　完整性	3.1　数据完整率	83.2% 共调研 67 个变量，完整率范围 0.6% ~ 100%，其中 32 个变量完整率为 100%
	3.2　变量完整率	47.8% 共调研 67 个变量，其中 32 个变量完整率为 100%
	3.3　记录完整率	0.4% 共调研 67 个变量，500 人中有 2 人 67 个变量均完整
4　时效性	4.1　数据采集频率	数据实时采集
	4.2　数据获取频率	数据实时获取
5　可及性	5.1　变量获取率	100% 975 个变量均可获取
	5.2　记录获取率	100% 109 984 条记录均可获取
	5.3　数据二次使用资质	不适用 尚无数据二次使用方
	5.4　变量可用率	100% 975 个变量均可二次使用
	5.5　记录可用率	98.9% 97 条记录不可用，9193 条记录可用

　　该肾脏疾病科研项目队列数据采集、管理及二次使用均较为规范，但数据安全性一般；数据内容的准确率及格式的规范率均较高；数据整体完整性较好，

但变量、记录层面完整性有待提升；数据能够实时采集、获取，数据时效性较强；数据能够有效获取及使用，数据可及性较好。综上，该数据质量较好，但数据安全性、完整性仍有一定的提升空间。

总之，基于健康医疗大数据质量评估体系评估数据质量具有较强的科学性和可行性，但是对于非结构化数据，如自由文本、影像等，应进一步构建相关评估指标。此外，基于该体系的数据质量评估工作需要预先明确变量字典等数据基本情况，对于隐私、敏感数据，需要考虑数据安全等问题。后期可基于该体系开发自动化评估工具，提升评估效率。对于因数据安全等问题无法获取的数据，可构建通用数据模型或映射关系，由数据管理方基于该体系自行评估。

（包晨露　李鹏飞　孟若谷　王怀玉　杨　超

杨　羽　张　宏　张路霞　赵明辉）

参考文献

［1］Hripcsak G, Duke JD, Shah NH, et al. Observational Health Data Sciences and Informatics（OHDSI）: Opportunities for observational researchers.Stud Health Technol Inform, 2015, 216: 574-578.

［2］侯丽, 洪娜, 李露琪, 等. OHDSI 通用数据模型及医学术语标准国内应用现状分析. 医学信息学杂志, 2020, 41（2）: 1-10.

［3］孙一鑫, 裴正存, 詹思延. 呼吸系统疾病专病队列研究的标准制定与数据共享. 中华流行病学杂志, 2018, 39（2）: 233-239.

［4］Kahn MG, Brown JS, Chun AT, et al. Transparent reporting of data quality in distributed data networks. EGEMS（Wash DC）, 2015, 3（1）: 1052.

［5］Shang N, Weng C, Hripcsak G. A conceptual framework for evaluating data suitability for observational studies. J Am Med Inform Assoc, 2018, 25（3）: 248-258.

▌附 录▌
相关 ICD 诊断编码

一、不同慢性肾脏病病因诊断编码

病因	全部版本	全国版	北京版	临床版
1. 糖尿病肾病				
1 型糖尿病肾的并发症	E10.2+N08.3*			
2 型糖尿病肾的并发症	E11.2+N08.3*			
未特指的糖尿病，伴有肾的并发症	E14.2			
营养不良相关性糖尿病肾病		E12.200+N08.3*		E12.200
其他特指的糖尿病，伴有肾的并发症		E13.2		E13.200
2. 高血压肾病				
高血压肾病合并肾衰竭	I12			
高血压性心肾疾病伴充血性心力衰竭	I13			
妊娠合并高血压性心肾疾病	O10.301			
妊娠合并原发性高血压与蛋白尿	O11.x01			
妊娠、分娩及产褥期高血压前期肾病		O10.200		O10.200
妊娠合并高血压肾病		O10.201		O10.201
妊娠、分娩及产褥期高血压前期心肾疾病		O10.300		O10.300
原发性高血压伴蛋白尿		O11.x00		O11.x00
3. 原发性肾小球疾病				

续表

病因	全部版本	全国版	北京版	临床版
复发性和持续性血尿	N02			
慢性肾炎综合征	N03			
肾病综合征	N04			
未特指的肾炎综合征	N05			
孤立性蛋白尿伴有特指的形态学损害	N06			
持续性蛋白尿	N39.1			
4. 小管间质病				
慢性肾小管－间质肾炎	N11			
肾小管－间质肾炎，未特指急性或慢性	N12			
药物和重金属诱发的肾小管－间质和肾小管情况	N14			
分类于他处的疾病引起的肾小管－间质疾病	N16*			
其他特指的糖类代谢紊乱：肾糖尿	E74.8			
氨基酸转移紊乱	E72.0			
肾性尿崩症		N25.1		N25.1
肾小管酸中毒	N25.8			
巴尔干肾病		N15.000	N15.001	N15.000
特指肾小管－间质疾病		N15.800		N15.800
肾肉芽肿		N15.801		N15.801
肾小管－间质疾病		N15.900		N15.900
肾小管功能损害所致疾病		N25.9		N25.9
Liddle 综合征		I15.101		I15.101
尿酸性肾病		M10.001+N16.8*	N28.905	M10.001+N16.8*
狼疮性肾小管间质肾炎		M32.102+N16.4*	M32.113+N16.4*	M32.102+N16.4*
干燥综合征性肾小管间质疾病		M35.006+N16.4*	M35.005+N16.4*	M35.006+N16.4*
5. 梗阻性肾病				
肾盂积水伴有输尿管肾盂连接处梗阻	N13.0			

续表

病因	全部版本	全国版	北京版	临床版
肾盂积水伴有输尿管狭窄	N13.1			
肾盂积水伴有肾和输尿管结石梗阻		N13.2	N13.2	N13.200
梗阻性肾病		N13.8	N13.8	N13.801

6. 其他相关诊断

病因	全部版本	全国版	北京版	临床版
遗传性肾炎，不可归类在他处者		N07	N07.901	N07
分类于他处的疾病引起的肾小球疾病	N08*，排除 N08.5*			
肾缺如和肾的其他萎缩性缺陷	Q60			
多囊肾，常染色体隐性	Q61.1			
多囊肾，常染色体显性	Q61.2			
未特指的多囊肾	Q61.3			
髓部囊性肾海绵肾 NOS	Q61.5			
分叶肾、融合肾和马蹄形肾	Q63.1			
肾未特指的先天性畸形	Q63.9			
肾功能损害引起的痛风		M10.300	M10.393	M10.300
未特指的肾挛缩	N26			
肾缺血和肾梗死	N28.0			
肾和输尿管其他特指的疾病	N28.8			
肾和输尿管未特指的疾病	N28.9			
先天性肾衰竭		P96.0	P96.0	P96.000
肾外性尿毒症	R39.2			
多发性大动脉炎合并肾血管性高血压		M31.4 + I15.0	I77.604 + I15.0	I77.600x004 + I15.0
古德帕斯丘综合征	M31.001			
肾性骨营养不良	N25.0			
肾移植失败及排斥	T86.1			
溶血－尿毒症综合征	D59.3			
肾透析	Z49			

续表

病因	全部版本	全国版	北京版	临床版
肾型过敏性紫癜	D69.005+N08.2*			
狼疮性肾炎		M32.101+N08.5*	M32.105+N08.5*	M32.101+N08.5*
肺出血肾炎综合征相关肾小球肾炎		M31.003+N08.5*		M31.003+N08.5*
抗肾小球基底膜抗体病		M31.002+N08.5*	M31.005+N08.5*	M31.002+N08.5*
显微镜下多脉管炎		M31.700	M31.701	M31.700
ANCA 相关性肾炎		M31.701+N08.5*	M31.802	M31.701+N08.5*
血栓性血小板减少性紫癜相关肾小球肾炎		M31.102+N08.5*		M31.102+N08.5*
韦格纳肉芽肿病相关肾小球肾炎		M31.303+N08.5*		M31.303+N08.5*
妊娠合并肾病综合征		O26.801	O26.811	O26.801
妊娠合并肾小球肾炎		O26.804	O26.812	O26.804
妊娠合并肾衰竭		O26.802	O26.813	O26.802
乙型肝炎相关性肾炎		B18.103+N08.0*	B18.102	B18.103+N08.0*
丙型肝炎相关性肾炎		B18.205+N08.0*	B18.208	B18.205+N08.0*
冷球蛋白血症性肾小球肾炎		D89.101+N08.2*		D89.101+N08.2*
遗传性淀粉样肾病		E85.002	E85.003	E85.002
淀粉样变肾损害		E85.411+N29.8*	E85.410+N08.4*	E85.411+N29.8*
银屑病性肾炎		L40.803+	L40.802+N05.9*	L40.800x002+N05.9*
肾功能损害引起痛风		M10.300	M10.393	M10.300
梅毒性肾炎			A52.712+N08.0*	A52.700x012+N08.0*
狼疮性肾损害			M32.112+N08.5*	
狼疮性肾炎		M32.101+N08.5*	M32.105+N08.5*	M32.101+N08.5*
狼疮性肾小管间质肾炎		M32.102+N16.4*	M32.113+N16.4*	M32.102+N16.4*
痛风性肾病			M10.391	M10.300x091
痛风性肾结石		M10.005+N22.8*	M10.392	M10.005+N22.8*

二、慢性肾脏病分期诊断编码

分期	全国版	北京版	临床版
慢性肾脏病 1 期	N18.801	N18.914	N18.801
慢性肾脏病 2 期	N18.802	N18.915	N18.802
慢性肾脏病 3 期	N18.803	N18.916	N18.803
慢性肾脏病 4 期	N18.804	N18.917	N18.804
慢性肾脏病 5 期	N18.001	N18.918	N18.001

三、糖尿病诊断编码

病因学分型	ICD 编码
胰岛素依赖型糖尿病	E10
非胰岛素依赖型糖尿病	E11
营养不良相关性糖尿病	E12
其他特指的糖尿病	E13
未特指的糖尿病	E14

注：第 2、3 和第 4 章中对照组糖尿病的诊断编码基于 E10、E11 和 E13

四、高血压诊断编码

病因学分型	ICD 编码
特发性（原发性）高血压	I10
高血压心脏病	I11
高血压肾脏病	I12
高血压心脏和肾脏疾病	I13
继发性高血压	I15

五、心脑血管疾病诊断编码

病因	全部版本	全国版	北京版	临床版
1. 脑卒中				
蛛网膜下腔出血	I60			
脑内出血	I61			

续表

病因	全部版本	全国版	北京版	临床版
急性缺血性脑卒中	I63			
	I64			
	H34.1			
短暂性脑缺血发作	G45			
2. 冠心病				
心绞痛	I20			
急性心肌梗死	I21			
亚急性心肌梗死	I22			
心肌梗死后并发症	I23			
其他急性缺血性心脏病	I24			
慢性缺血性心脏病	I25			
3. 心力衰竭				
全心衰竭			I50.003	I50.002
右心衰竭		I50.001	I50.004	I50.001
右心室衰竭		I50.005		I50.000x005
急性右心衰竭				I50.000x006
左心衰竭		I50.100	I50.106	I50.100x006
左心室衰竭				I50.100
左心房衰竭				I50.102
慢性左心功能不全			I50.103	I50.105
左心衰竭合并急性肺水肿			I50.107	I50.103
充血性心力衰竭		I50.000	I50.001	I50.000
急性心力衰竭			I50.904	I50.907
慢性心力衰竭			I50.905	I50.908
心力衰竭		I50.900	I50.911	I50.900
手术后心力衰竭伴肺水肿			I97.104	I97.100x004
新生儿心力衰竭		P29.000	P29.001	P29.000
高血压心力衰竭				I11.001
高血压心脏病伴有（充血性）心力衰竭		I11.000		I11.000
高血压心脏病不伴有（充血性）心力衰竭				I11.900
高血压心脏病和肾脏病伴有（充血性）心力衰竭		I13.000		I13.000

续表

病因	全部版本	全国版	北京版	临床版
高血压心脏病和肾脏病同时伴有（充血性）心力衰竭和肾衰竭		I13.200		I13.200
顽固性心力衰竭				I50.900x017
心脏手术后心力衰竭		I97.102	I97.106	I97.102
手术后心力衰竭		I97.803		I97.803
慢性左心功能不全			I50.103	I50.105
心功能不全		I50.901	I50.902	I50.900x002
新生儿心功能不全		P29.001		
慢性心功能不全急性加重				I50.900x018
急性左心衰竭			I50.102	I50.101
急性肺水肿			J81xx02	J81.x00x002
妊娠合并心力衰竭		O99.417	O99.408	O99.400x008
妊娠合并心功能不全		O99.429	O99.429	O99.414
分娩伴心力衰竭		O75.403		O75.403
妊娠合并左心衰竭			O99.423	O99.424
产褥期心功能不全		O99.402	O99.434	O99.402
产后并发急性肺水肿		O99.507	O99.508	O99.508
妊娠期间由于麻醉引起的心力衰竭			O29.102	O99.500x008
产程和分娩期间由于麻醉引起的心力衰竭			O74.202	O74.200x002
产科手术或操作后心力衰竭			O75.402	
产褥期中由于麻醉引起的心力衰竭			O89.102	O89.100x002
低心排综合征		I50.901	I50.901	
心功能 I 级		I50.902	I50.902	
心功能 II 级		I50.903	I50.907	I50.903
心功能 III 级		I50.904	I50.908	I50.904
心功能 IV 级		I50.905	I50.910	I50.905
心功能 II 级（NYHA 分级）				I50.900x007
心功能 III 级（NYHA 分级）				I50.900x008
心功能 II ~ III 级（NYHA 分级）				I50.900x009
心功能 IV 级（NYHA 分级）				I50.900x010
循环衰竭		R57.901	I50.913	R57.901

续表

病因	全部版本	全国版	北京版	临床版
肺水肿		J81.x00	J81xx03	J81.x00
心源性休克		R57.000	R57.001	R57.000
呼吸循环衰竭			J96.102	J96.900
心源性哮喘			I50.104	I50.104

4.心房颤动

病因	全部版本	全国版	北京版	临床版
心房颤动（心房纤颤）		I48.x01	I48xx04	I48.x01
特发性心房颤动		I48.x02	I48xx02	I48.x05
持续性心房颤动			I48xx07	I48.x00x007
慢性心房颤动			I48xx08	I48.x00x008
妊娠合并心房颤动		O99.427	O99.427	O99.400x027
心房颤动合并扑动		I48.x00	I48xx01	I48.x00
初发心房颤动				I48.x00x009
长期持续性心房颤动				I48.x00x011
急性心房颤动				I48.x00x012
永久性心房颤动				I48.x00x013
长程持续性心房颤动				I48.x00x014
新诊断心房颤动				I48.x00x015
阵发性心房颤动		I48.x02	I48xx06	I48.x02

六、心脑血管疾病手术操作编码

手术	全国版	北京版	临床版
冠状动脉血管造影术（CAG）		88.55001	88.5500
			88.5,500x002
		88.56001	88.5600
			88.5,600x002
	88.57002	88.5701	
		88.5700	
		88.5,700x003	
		88.5900	

续表

手术	全国版	北京版	临床版
经皮冠状动脉介入术（PCI）		36.06003	36.0602
			36.0601
		36.06004	36.0600
		36.07003	36.0700
			36.0,700x004
			36.0701
冠状动脉旁路移植术（CABG）		36.11001	
		36.12001	
		36.13001	
		36.14001	
		36.15001	
		36.16001	
		36.17001	
		36.2 001	
心脏起搏器置入	Z95.000		Z95.000
	T82.700		T82.700
	T82.703	T82.702	T82.703
	T82.100		
	T82.101		
	T82.102		
	T82.103		
	T82.800		T82.800
	T82.903	T82.801	T82.903
	T82.904		T82.904
	T85.707		
	Z45.007		
	Z45.001		Z45.001
	Z45.002		
		Z95.001	
	Z45.004	Z45.003	Z45.004
			T82.100x002

续表

手术	全国版	北京版	临床版
			T82.100x003
		T82.702	T82.700x002
			Z45.000
	Z45.003		Z45.003
	Z45.005		Z45.005
	Z45.006		Z45.006
		37.89001	37.8901
			89.4500
心脏起搏器置入			37.7501
			37.7800
		37.80001	37.8,000x001
		37.80002	37.8,000x002
			37.8001
			37.7701
			37.7600
		37.78001	
			Z95.800x007
			Z45.800x006
			T82.100x011
			T82.100x010
			00.5100
		00.51001	00.5,100x001
置入性除颤器／心脏再同步化治疗除颤器			00.5101
			00.5102
		00.53001	00.5301
		00.53002	00.5302
			00.5400
		00.54001	00.5401
		00.54002	00.5402
			37.9400

续表

手术	全国版	北京版	临床版
		37.94001	37.9401
			37.9403
			37.9404
			37.9500
			37.9,500x001
置入性除颤器／心脏再同步化治疗除颤器			37.9600
			37.9700
			37.9,700x001
			37.9,700x002
			37.9800
			37.9,800x002
			99.6202

七、急性肾损伤诊断编码

急性肾损伤	全部版本	全国版	北京版	临床版
急性肾衰竭	N17			
急进性肾炎综合征	N01			
创伤性无尿症	T79.5			
溶血－尿毒症性综合征	D59.3			
肝－肾综合征	K76.7			
产后急性肾衰竭	O90.4			
流产后急性肾衰竭	O08.4			
操作后肾衰竭	N99.0			
急性肾小管－间质肾炎		N10.x00		N10.x00
急性间质性肾炎		N10.x01		N10.x01
慢性肾小球肾炎伴急进性肾小球肾炎			N00.908	N00.900x009
急性传染性间质性肾炎			N10xx03	N10.x00003
TINU 综合征			N10xx04+H20.9*	N12.x00x005

注：各表中所标的 * 是 ICD 编码的特定符号，其含义请参见相关资料